实用检验分析技术

王 莉 王 芳 刘雅菲 主编

U0241686

中国纺织出版社有限公司

图书在版编目（CIP）数据

实用检验分析技术 / 王莉, 王芳, 刘雅菲主编. --
北京：中国纺织出版社有限公司, 2024.8. -- ISBN
978-7-5229-2028-3

Ⅰ. R446

中国国家版本馆CIP数据核字第2024XW1413号

责任编辑：傅保娣　　责任校对：寇晨晨　　责任印制：王艳丽

中国纺织出版社有限公司出版发行

地址：北京市朝阳区百子湾东里A407号楼　邮政编码：100124

销售电话：010—67004422　传真：010—87155801

http://www.c-textilep.com

中国纺织出版社天猫旗舰店

官方微博 http://weibo.com/2119887771

三河市宏盛印务有限公司印刷　各地新华书店经销

2024年8月第1版第1次印刷

开本：787×1092　1/16　印张：10.5

字数：240千字　定价：88.00元

编 委 会

前　言

　　医学检验是运用现代物理、化学方法为临床医学诊断、治疗提供依据的一门综合性学科。随着医疗事业的高速发展，医学检验的许多新仪器和新技术在临床得以引进和推广应用，这不仅提高了实验结果的精密度和准确度，还为疾病的诊断、鉴别诊断和疗效观察提供了更多的实验指标，大大提高了临床医师对疾病的诊断与治疗水平。为适应我国检验医学事业的变化及临床诊治发展的需要，要求检验科技术人员在提高实验技能的同时，还要不断加强临床知识的学习和掌握检验项目的临床意义，便于分析后进行质量管理及咨询工作。

　　本书以医学检验为主线，以疾病诊断、治疗为目标，以检验、临床结合为中心，介绍了临床血液一般检验、尿液一般检验、粪便一般检验、脑脊液检验、阴道分泌物检验、糖代谢紊乱检验、蛋白质与核酸代谢相关检验、分子杂交技术及放射免疫技术等内容，论述详尽，内容实用。本书是各位作者结合多年临床经验，参考大量相关书籍，详细总结，深入思索，并加以汇总、提炼而成，适用于广大医学检验工作者、临床医生以及检验医学科研人员参考使用。

　　尽管各位编者在编写过程中尽心尽力，但由于时间有限，加之医学发展日新月异，难免有不足之处，恳请各位读者不吝赐教。

编　者

2024 年 7 月

目 录

第一章

血液一般检验

第一节　血液标本采集与处理

一、静脉采血法

（一）普通采血法

1. 试剂与器材

（1）30 g/L 碘酊。

（2）75% 乙醇。

（3）其他：一次性注射器、压脉带、垫枕、试管、消毒棉签。

2. 操作

（1）取试管 1 支（需抗凝者应加相应抗凝剂）。

（2）打开一次性注射器包装，取下针头无菌帽，将针头与针筒连接，针头斜面对准针筒刻度，抽拉针栓检查有无阻塞和漏气，排尽注射器内的空气，套上针头无菌帽，备用。

（3）受检者取坐位，前臂水平伸直置于桌面枕垫上，选择容易固定、明显可见的肘前静脉或手背静脉，幼儿可用颈外静脉采血。

（4）用 30 g/L 碘酊自所选静脉穿刺处从内向外、顺时针方向消毒皮肤，待碘酊挥发后，再用 75% 乙醇以同样方式脱碘，待干。

（5）在穿刺点上方约 6 cm 处系紧压脉带，嘱受检者紧握拳头，使静脉充盈显露。

（6）取下针头无菌帽，以左手拇指固定静脉穿刺部位下端，右手拇指和中指持注射器针筒，示指固定针头下座，针头斜面和针筒刻度向上，沿静脉走向使针头与皮肤成 30°角，快速刺入皮肤，然后成 5°角向前刺破静脉壁进入静脉腔。见回血后，将针头顺势深入少许。穿刺成功后右手固定注射器，左手松压脉带后，再缓缓抽动注射器针栓至所需血量。受检者松拳，消毒干棉球压住穿刺孔，拔出针头。嘱受检者继续按压针孔数分钟。

（7）取下注射器针头，将血液沿试管壁缓缓注入试管中。抗凝血需立即轻轻混匀，盖紧试管塞，及时送检。

3. 附注

（1）采血部位通常选择肘前静脉，如此处静脉不明显，可采用手背、手腕、腘窝和外踝部静脉。幼儿可选择自颈外静脉采血。

（2）采血一般取坐位或卧位：体位影响水分在血管内外的分布，从而影响被测血液成分浓度。

（3）压脉带捆扎时间不应超过1分钟，否则会使血液成分浓度发生改变。

（4）血液注入试管前应先取下注射器针头，然后将血液沿试管壁缓缓注入试管中，防止溶血和泡沫产生。需要抗凝时应与抗凝剂轻轻颠倒混匀，切忌用力振荡试管。

（5）如遇受检者发生晕针，应立即拔出针头，让其平卧。必要时可用拇指压掐或针刺人中、合谷等穴位或嗅吸芳香酊等药物。

（二）真空采血管采血法

1. 原理

将有头盖胶塞的采血试管预先抽成不同的真空度，利用其负压自动定量采集静脉血样。

2. 试剂与器材

目前真空采血器有软接式双向采血针系统（头皮静脉双向采血式）和硬接式双向采血针系统（套筒双向采血式）两种，都是一端为穿刺针，另一端为刺塞针。另附不同用途的一次性真空采血管，有的加有不同抗凝剂或其他添加剂，用不同颜色的头盖标记，以便于识别。真空采血法符合生物安全要求。

3. 操作

（1）消毒：为受检者选静脉并消毒。

（2）采血：两种采血针系统采血操作如下。①软接式双向采血针系统采血，拔除采血穿刺针的护套，以左手固定受检者前臂，右手拇指和示指持穿刺针，沿静脉走向使针头与皮肤成30°角，快速刺入皮肤，然后成5°角向前刺破静脉壁进入静脉腔，见回血后将刺塞针端（用橡胶管套上的）直接刺穿真空采血管盖中央的胶塞中，血液自动流入试管内，如需多管血样，将刺塞端拔出，刺入另一真空采血管即可。达到采血量后，松压脉带，嘱受检者松拳，拔下刺塞端的采血试管。用消毒干棉球压住穿刺孔，立即拔除穿刺针，嘱受检者继续按压针孔数分钟。②硬连接式双向采血针系统采血，静脉穿刺如上，采血时将真空采血试管拧入硬连接式双向采血针的刺塞针端中，静脉血就会自动流入采血试管中，拔下采血试管后，再拔出穿刺针头。

（3）抗凝血：需立即轻轻颠倒混匀。

4. 附注

（1）使用真空采血器前应仔细阅读厂家说明书，严格按说明书要求操作。

（2）尽量选择粗大的静脉进行穿刺。

（3）刺塞针端的乳胶套能防止拔除采血试管后继续流血而污染周围，达到封闭采血防止污染环境的作用，因此不可取下乳胶套。

（4）带乳胶套的刺塞端须从真空采血试管的胶塞中心垂直穿刺。

（5）采血完毕，先拔下刺塞端的采血试管，后拔穿刺针端。

（6）使用前勿松动一次性真空采血试管盖塞，以防采血量不准。

（7）如果一次采血要求采取几个标本时，应按以下顺序采血：血培养管，无抗凝剂及添加剂管，凝血象管，有抗凝剂（添加剂）管。

二、毛细血管采血法

1. 试剂与器材

（1）一次性采血针。

（2）消毒干棉球。

（3）75%乙醇棉球。

（4）20 μL 的无菌吸管。

2. 操作

（1）采血部位：成人以左手无名指为宜，1 岁以下婴幼儿通常在拇指或足跟部两侧采血。

（2）轻轻按摩采血部位，使其自然充血，用 75%乙醇棉球消毒局部皮肤，待干。

（3）操作者用左手拇指和示指紧捏刺血部位两侧，右手持无菌采血针，自指尖内侧迅速穿刺。

（4）用消毒干棉球擦去第一滴血，按需要依次采血。

（5）采血完毕，用消毒干棉球压住伤口，止血。

3. 附注

（1）除特殊情况外，不要在耳垂采血。应避免在冻疮、炎症、水肿等部位采血。

（2）皮肤消毒后一定要待乙醇挥发、干燥后采血，否则血液会四处扩散而不成滴。

（3）穿刺深度一般以 2.0~2.5 mm 为宜，稍加挤压血液能流出。

（4）进行多项检验时，采集标本次序为血小板计数、红细胞计数、血红蛋白测定、白细胞计数及涂血片等。

三、抗凝剂的选用

临床血液学检验中常用的抗凝剂有以下 3 种。

1. 枸橼酸钠（柠檬酸钠）

枸橼酸能与血液中的钙离子结合形成螯合物，从而阻止血液凝固。市售枸橼酸钠多含 2 分子结晶水，相对分子质量为 294.12，常用浓度为 109 mmol/L（32 g/L）。枸橼酸钠与血液的比例多采用 1∶9（V∶V），常用于凝血象和红细胞沉降率测定（魏氏法测定红细胞沉降率时抗凝剂为 1∶4，即抗凝剂 0.4 mL 加血 1.6 mL）。

2. 乙二胺四乙酸二钾（EDTA·K_2·$2H_2O$，分子量为 404.47）

抗凝机制与枸橼酸钠相同。全血细胞分析用 EDTA·K_2（1.5~2.2）mg 可阻止 1 mL 血液凝固。适用于全血细胞分析，尤其适用于血小板计数。但由于其影响血小板聚集及凝血因子检测，故不适合做凝血检查和血小板功能检查。

3. 肝素

肝素是一种含有硫酸基团的黏多糖，相对分子质量为 15 000，与抗凝血酶Ⅲ（AT-Ⅲ）结合，促进其对凝血因子Ⅻ、Ⅺ、Ⅸ、Ⅹ和凝血酶活性的抑制，抑制血小板聚集，从而达到抗凝的效果。通常用肝素钠盐或锂盐粉剂（125 U 相当于 1 mg）配成 1 g/L 肝素水溶液，即每毫升含肝素 1 mg。取 0.5 mL 置小瓶中，37~50 ℃烘干后，能抗凝 5 mL 血液。适用于红细胞比容测定，不适合凝血检查和血液学一般检查，因其可使白细胞聚集，并可使血涂片染色后产生蓝色背景。

四、血涂片制备

1. 器材

清洁、干燥、无尘、无油脂的载玻片（25 mm×75 mm，厚度为 0.8~12.0 mm）。

2. 操作

血涂片制备方法很多，其中一种是手工推片法，在玻片近一端 1/3 处，加 1 滴（约 0.05 mL）充分混匀的血液，握住另一张边缘光滑的推片，以 30°~45°角使血滴沿推片迅速散开，快速、平稳地推动推片至载玻片的另一端。

3. 附注

（1）血涂片通常呈舌状或楔形，分头、体、尾 3 部分。

（2）推好的血涂片应在空气中晃动，使其尽快干燥。天气寒冷或潮湿时，应于 37 ℃恒温箱中保温、促干，以免细胞变形、缩小。

（3）涂片的厚薄、长度与血滴的大小、推片与载玻片之间的角度、推片时的速度及红细胞比容有关。一般认为血滴大、角度大、速度快则血膜厚；反之则血膜薄。红细胞比容高于正常时，血液黏度较高，保持较小的角度，可得满意结果；相反，红细胞比容低于正常时，血液较稀，则应用较大角度，推片速度应较快。

（4）血涂片应在 1 小时内染色或在 1 小时内用无水甲醇（含水量<3%）固定后染色。

（5）新购置的载玻片常带有游离碱质，必须用浓度约 1 mol/L 盐酸（HCl）浸泡 24 小时后，再用清水彻底冲洗，擦干后备用。用过的载玻片可放入含适量肥皂或其他洗涤剂的清水中煮沸 20 分钟，洗净，再用清水反复冲洗，蒸馏水最后浸洗，擦干备用。使用时，切勿用手触及玻片表面。

（6）血涂片既可直接用非抗凝的静脉血或毛细血管血，也可用 EDTA 抗凝血制备。由于 EDTA 能阻止血小板聚集，故在显微镜下观察血小板形态时非常合适。

（7）使用乙二胺四乙酸二钾（EDTA-K₂）抗凝血液样本时，应充分混匀后再涂片。抗凝血样本应在采集后 4 小时内制备血涂片，时间过长可引起中性粒细胞和单核细胞的形态改变。注意制片前样本不宜冷藏。

五、血涂片染色

（一）瑞氏染色法

1. 原理

瑞氏染色法使细胞着色既有化学亲和反应，又有物理吸附作用。各种细胞由于其所含化学成分不同，对染料的亲和力也不一样，因此，染色后各种细胞呈现出各自的染色特点。

2. 试剂

（1）瑞氏染液：瑞氏染料 0.1 g，甲醇（AR）60.0 mL。瑞氏染料由酸性染料伊红和碱性染料亚甲蓝的氧化物（天青）组成。将瑞氏染料放入清洁、干燥的研钵里，先加少量甲醇，充分研磨，使染料溶解，将已溶解的染料倒入棕色试剂瓶中，未溶解的再加少量甲醇研磨，直至染料完全溶解，甲醇全部用完为止。配好后放于室温下，1 周后即可使用。新配染液效果较差，放置时间越长，染色效果越好。久置应密封，以免甲醇挥发或氧化成甲酸。染液中也可加中性甘油 2~3 mL，除可防止甲醇过早挥发外，也可使细胞着色清晰。

（2）pH 6.8 磷酸盐缓冲液：磷酸二氢钾（KH_2PO_4）0.3 g，磷酸氢二钠（Na_2HPO_4）0.2 g，加少量蒸馏水溶解，再加至 1 000 mL。

3. 操作

（1）采血后推制厚薄适宜的血涂片（见"血涂片制备"）。

（2）用蜡笔在血膜两头画线，然后将血涂片平放在染色架上。

（3）加瑞氏染液数滴，以覆盖整个血膜为宜，固定血膜约 1 分钟。

（4）滴加约等量的缓冲液与染液混合，室温下染色 5~10 分钟。

（5）用流动水冲去染液，待干燥后镜检。

4. 附注

（1）pH 对细胞染色有影响：由于细胞中各种蛋白质均为两性电解质，所带电荷随溶液 pH 而定。对某一蛋白质而言，如环境 pH<pI（蛋白质的等电点），则该蛋白质带正电荷，即在酸性环境中正电荷增多，易与酸性伊红结合，染色偏红；相反，则易与美蓝天青结合，染色偏蓝。为此，应使用清洁、中性的载玻片，稀释染液必须用 pH 为 6.8 的缓冲液。冲洗玻片必须用流动水。

（2）未干透的血膜不能染色，否则染色时血膜易脱落。

（3）染色时间与染液浓度、染色时温度成反比，而与细胞数量成正比。

（4）冲洗时不能先倒掉染液，应用流动水冲去，以防染料沉淀在血膜上。

（5）如血膜上有染料颗粒沉积，可以加少许甲醇溶解，但需立即用水冲掉甲醇，以免脱色。

（6）染色过淡，可以复染。复染时应先加缓冲液，创造良好的染色环境，而后加染液或加染液与缓冲液的混合液，不可先加染液。

（7）染色过深可用水冲洗或浸泡水中一定时间，也可用甲醇脱色。

（8）染色偏酸或偏碱时，均应更换缓冲液再重染。

（9）瑞氏染液的质量好坏除用血涂片实际染色效果评价外，还可采用吸光度比值（RA）评价。瑞氏染液的成熟指数以 RA（A650 nm/A525 nm）= 1.3±0.1 为宜。

（10）目前已有商品化的瑞氏染液及缓冲液供应。

（二）瑞氏—吉姆萨复合染色法

吉姆萨染色原理与瑞氏染色相同，但提高了噻嗪染料的质量，加强了天青的作用，对细胞核着色效果较好，但对中性颗粒着色较瑞氏染色差。因此，瑞氏—吉姆萨复合染色法可取长补短，使血细胞的颗粒及胞核均能获得满意的染色效果。

1. 试剂

瑞氏—吉姆萨复合染色液。

Ⅰ 液：取瑞氏染料 1 g、姬姆萨染料 0.3 g，置洁净研钵中，加少量甲醇（分析纯），研磨片刻，吸出上层染液。再加少量甲醇继续研磨，再吸出上层染液。如此连续几次，共用甲醇 500 mL。收集于棕色玻璃瓶中，每日早、晚各振摇 3 分钟，共 5 日，此后存放 1 周即能使用。

Ⅱ液：pH为6.4~6.8的磷酸盐缓冲液。

磷酸二氢钾（无水）6.64 g，磷酸氢二钠（无水）2.56 g，加少量蒸馏水溶解，用磷酸盐调整pH，加水至1 000 mL。

2. 操作

瑞氏—吉姆萨染色法与瑞氏染色法相同。

（王　莉）

第二节　红细胞检验

一、红细胞计数

（一）原理

用等渗稀释液将血液按一定倍数稀释，充入计数池后，在显微镜下计数一定体积内红细胞数，换算求出每升血液中红细胞的数量。

（二）试剂与器材

1. 红细胞稀释液

枸橼酸钠1.0 g，36%甲醛液1.0 mL，氯化钠，0.6 g，加蒸馏水至100 mL，混匀，过滤两次后备用。

2. 其他

显微镜、改良Neubauer血细胞计数板等。

（三）操作

（1）取中号试管1支，加红细胞稀释液2.0 mL。

（2）用清洁干燥的微量吸管取末梢血或抗凝血10 μL，擦去管外余血后加至红细胞稀释液底部，再轻吸上层清液清洗吸管2~3次，立即混匀。

（3）混匀后，用干净的微量吸管将红细胞悬液充入计数池，不得有空泡或外溢，充池后静置2~3分钟后计数。

（4）高倍镜下依次计数中央大方格内四角和正中共5个中方格内的红细胞。对压线细胞按"数上不数下、数左不数右"的原则进行计数。

（四）计算

$$红细胞数/L = 5个中方格内红细胞数 \times 5 \times 10 \times 200 \times 10^6$$
$$= 5个中方格内红细胞数 \times 10^{10}$$
$$= 5个中方格内的红细胞数 \times 10^{12}/100$$

式中：×5，5个中方格换算成1个大方格；×10，1个大方格容积为0.1 μL，换算成1.0 μL；×200，血液的实际稀释倍数应为201倍，按200是为了便于计算；×10^6，由1 μL换算成1 L。

（五）参考区间

男：（4.09~5.74）×10^{12}/L。

女：（3.68~5.13）×10^{12}/L。

新生儿：（5.2~6.4）×10^{12}/L。

婴儿：（4.0~4.3）×10^{12}/L。

儿童：（4.0~4.5）×10^{12}/L。

（六）附注

（1）采血时不能挤压过度，因此针刺深度必须适当。

（2）稀释液要过滤，试管、计数板均须清洁，以免杂质、微粒等被误认为红细胞。

（3）参考范围数值内，两次红细胞计数相差不得超过5%。

（4）不允许以血红蛋白浓度来折算红细胞数。

（七）临床意义

红细胞增加或减少的临床意义与血红蛋白相似。一般情况下，红细胞数与血红蛋白浓度之间有一定的比例关系。但在病理情况下，此比例关系会被打破，因此，同时测定二者，对贫血诊断和鉴别诊断有帮助。

二、红细胞形态学检查

各种贫血患者红细胞形态和着色有不同程度的改变，观察外周血红细胞形态有助于贫血的诊断和鉴别诊断。外周血红细胞变化有以下4种类型。

（一）大小异常

正常红细胞大小较为一致，直径为 6~9 μm。在各种贫血时，红细胞可出现大小不一。凡直径>10 μm 者称为大红细胞，>15 μm 者称为巨红细胞，常见于巨幼细胞性贫血、肝脏疾病等；直径<6 μm 者称为小红细胞，多见于缺铁性贫血等疾病。

（二）形态异常

1. 球形红细胞

球形红细胞直径通常<6 μm，厚度增加通常>2.6 μm，因而红细胞呈小圆球形，细胞中心区血红蛋白含量较正常红细胞多，常见于遗传性球形细胞增多症、自身免疫性溶血性贫血及异常血红蛋白病（HbS 及 HbC 病等）。

2. 椭圆形红细胞

椭圆形红细胞横径缩短，长径增大，有时可呈畸形。正常人血液中也可见到，但最多不超过15%。这种红细胞增多见于以下疾病。

（1）遗传性椭圆形细胞增多症，一般要高于25%才有诊断价值。

（2）其他各类贫血都可有不同程度的增多。

3. 靶形红细胞

靶形红细胞比正常红细胞扁薄，中心有少许血红蛋白，部分可与周围的血红蛋白连接，边缘部染色较中央深，故呈靶状。主要见于珠蛋白生成障碍性贫血、严重缺铁性贫血、一些血红蛋白病（血红蛋白 C、D、E、S 病），以及肝病、脾切除后及阻塞性黄疸等。

4. 镰形红细胞

红细胞狭长似镰刀，也可呈麦粒状或冬青叶样，主要见于遗传性镰形红细胞增多症。

5. 口形红细胞

红细胞淡染区呈裂口状狭孔，正常<4%。口形红细胞增多见于口形细胞增多症、急性乙醇中毒。

6. 棘形红细胞

棘形红细胞是一种带刺状的红细胞，刺呈针刺状或尖刺状，主要见于以下疾病。

（1）棘细胞增多症（遗传性血浆β脂蛋白缺乏症）时，棘形红细胞可高达70%～80%。

（2）严重肝病或制片不当。

7. 锯齿细胞

锯齿细胞也称短棘形细胞，细胞突起较棘细胞短，但分布较均匀。主要见于尿毒症、微血管病性溶血性贫血、丙酮酸激酶缺乏症、阵发性睡眠性血红蛋白尿症等。

8. 裂红细胞

裂红细胞指红细胞碎片，包括盔形红细胞等。多见于弥散性血管内凝血（DIC）和心源性溶血性贫血等，也可见于化学中毒、肾功能不全、血栓性血小板减少性紫癜等。

（三）染色异常

1. 着色过浅

红细胞中心淡染区扩大，多见于缺铁性贫血、地中海贫血及其他血红蛋白病。

2. 着色过深

中心淡染区不见，着色较深，多见于溶血性贫血及大细胞性贫血。

3. 嗜多色性红细胞

红细胞经瑞氏染色染成灰蓝色、灰红色、淡灰色，胞体较正常红细胞稍大，这是一种尚未完全成熟的网织红细胞，多染性物质是核糖体，随着细胞的成熟而逐渐消失，主要见于各种增生性贫血。

（四）结构异常

1. 嗜碱性点彩红细胞

用亚甲基蓝染色（或瑞氏染色），成熟红细胞内有散在的深蓝色嗜碱性颗粒，外周血中点彩红细胞增多，表示贫血时骨髓再生旺盛或有紊乱现象，某些重金属中毒时可大量出现。

2. 卡波环

成熟红细胞内有染成紫红色的细线状环，呈圆形或"8"字形，可能是残留核膜所致，见于恶性贫血、溶血性贫血、铅中毒等。

3. 染色质小体

成熟红细胞中含有紫红色圆形小体，大小不等，数量不一，可能是残留的核染色质微粒，见于增生性贫血、脾切除后、巨幼细胞性贫血、恶性贫血等。

4. 有核红细胞

正常成人血片中不会出现，新生儿出生1周内可能有少量有核红细胞出现。溶血性贫血、急性或慢性白血病、红白血病、髓外造血及严重缺氧等在外周血片中常见到有核红细胞。

（王　莉）

第三节 白细胞计数

一、白细胞计数

（一）原理

血液经白细胞稀释液稀释，成熟红细胞全部被溶解，充入计数池后，在显微镜下计数一定体积内白细胞数，换算出每升血液中白细胞数量。

（二）试剂

白细胞稀释液：冰乙酸 2 mL，蒸馏水 98 mL，10 g/L 亚甲蓝溶液 3 滴，混匀过滤后备用。

（三）操作

（1）取小试管 1 支，加白细胞稀释液 0.38 mL。

（2）用微量吸管准确吸取末梢血 20 μL，擦去管外余血，将吸管插入小试管中稀释液的底部，轻轻将血放出，并吸取上清液清洗吸管 2 次，混匀。

（3）待红细胞完全破坏，液体变为棕褐色后，再次混匀后充池，静置 2~3 分钟，待白细胞下沉。

（4）用低倍镜计数四角 4 个大方格内的白细胞数，对压线细胞按"数上不数下、数左不数右"的原则进行计数。

（四）计算

$$白细胞数/L = N \div 4 \times 10 \times 20 \times 10^6 = N/20 \times 10^9$$

式中：N，4 个大方格内白细胞总数；÷4，为每个大方格（即 0.1 μL）内白细胞平均数；×10，1 个大方格容积为 0.1 μL，换算成 1.0 μL；×20，血液稀释倍数；×10^6，由 1 μL 换算成 1 L。

（五）参考区间

成人：男（3.97~9.15）×10^9/L，女（3.69~9.16）×10^9/L。

儿童：（8~10）×10^9/L。

婴儿：（11~12）×10^9/L。

新生儿：20×10^9/L。

（六）附注

（1）采血时不能挤压过度，因此针刺深度必须适当。

（2）小试管、计数板均须清洁，以免杂质、微粒等被误认为细胞。

（3）白细胞总数在参考范围内，大方格间的细胞数不得相差 8 个以上，两次重复计数误差不得超过 10%。

（4）白细胞数量过高时，可加大稀释倍数；白细胞数量过低时，可计数 8 个大方格的白细胞数或加大取血量。

（5）一些贫血患者血液中有核红细胞增多，会被当作白细胞计数，应予校正除去。

校正公式：

$$白细胞校正数/L = X×100/（100+Y）$$

式中：X，未校正前白细胞数；Y：在白细胞分类计数时，计数 100 个白细胞的同时计数到的有核红细胞数。

（七）临床意义

1. 增加

（1）生理性增加：新生儿、妊娠晚期、分娩期、月经期、饭后、剧烈运动后、冷水浴后及极度恐惧与疼痛等。

（2）病理性增加：大部分化脓性细菌引起的炎症、尿毒症、严重烧伤、传染性单核细胞增多症、急性出血、组织损伤、手术创伤后、白血病等。

2. 病理性减少

病毒感染、伤寒、副伤寒、黑热病、疟疾、再生障碍性贫血、极度严重感染、X 线照射、肿瘤化疗后和非白血性白血病等。

二、白细胞分类计数

（一）原理

把血液制成细胞分布均匀的薄膜涂片，用瑞氏或瑞氏—吉姆萨复合染料染色，根据各类白细胞形态特征予以分类计数，得出各类白细胞相对比值（百分数），同时应观察白细胞的形态变化。

（二）试剂

参见本章第一节中的血涂片染色相关内容。

（三）操作

（1）参见本章第一节中的血涂片染色相关内容。

（2）先在低倍镜下浏览全片，了解染色好坏和细胞分布情况，观察有无异常细胞。

（3）选择涂片体尾交界处染色良好的区域，在油镜下计数 100 个白细胞，按其形态特征进行分类计数。求出各类细胞所占百分数和绝对值。

（四）参考区间

成人参考区间见表 1-1，儿童参考区间见表 1-2。

表 1-1　成人白细胞分类计数参考区间

细胞类别	百分数（%）	绝对数（×10⁹/L）
中性粒细胞	50~70	2~7
嗜酸性粒细胞	0.5~5	0.02~0.5
嗜碱性粒细胞	0~1	0~0.1
淋巴细胞	20~40	0.8~4
单核细胞	3~10	0.12~1

表 1-2　儿童白细胞分类计数参考区间

细胞类别	百分数（%）
中性粒细胞	50~70（新生儿），31~40（婴儿）
嗜酸性粒细胞	5~50
嗜碱性粒细胞	0~7
淋巴细胞	20~40（新生儿），40~60（婴儿）
大单核细胞	1~8（出生时），12（出生后2~7日）
未成熟细胞	0~8（出生时），12（出生后2~7日）

（五）附注

（1）分类时应从血膜体尾交界处边缘向中央依次上下呈城垛状迂回移动，计数时不能重复和遗漏。

（2）白细胞数明显减少的血片，应检查多张血片。

（3）分类见有核红细胞，不计入100个白细胞内，以分类100个白细胞过程中见到多少有核红细胞报告，并注明所属阶段。

（4）除某些病理情况（如慢性淋巴细胞白血病）外，破碎细胞或不能识别细胞的数量不超过白细胞总数的2%。若破碎细胞仍能明确鉴别，如破碎的嗜酸性粒细胞，应包括在分类计数中。在结果报告中应对破碎细胞或不能识别细胞作适当描述。

（5）分类中应注意观察成熟红细胞、血小板的形态、染色及分布情况，注意有无寄生虫和其他异常所见。

（6）白细胞形态变化较大，遇有疑问时应请示上级主管或主任进行核实，以减少错误。

（六）临床意义

1. 病理性增多

（1）中性粒细胞：急性化脓感染、粒细胞白血病、急性出血、溶血、尿毒症、急性汞中毒、急性铅中毒等。

（2）嗜酸性粒细胞：过敏性疾病，如支气管哮喘、寄生虫病；某些传染病，如猩红热；某些皮肤病，如湿疹；某些血液病，如嗜酸性粒细胞性白血病及慢性粒细胞白血病等。

（3）嗜碱性粒细胞：慢性粒细胞白血病、转移癌及骨髓纤维化等。

（4）淋巴细胞：百日咳、传染性单核细胞增多症、慢性淋巴细胞白血病、麻疹、腮腺炎、结核、传染性肝炎等。

（5）单核细胞：结核、伤寒、亚急性感染性心内膜炎、疟疾、黑热病、单核细胞白血病、急性传染病的恢复期等。

2. 病理性减少

（1）中性粒细胞：伤寒、副伤寒、疟疾、流感、化学药物中毒、X线和镭照射、抗癌药物化疗、极度严重感染、再生障碍性贫血、粒细胞缺乏等。

（2）嗜酸性粒细胞：伤寒、副伤寒以及应用肾上腺皮质激素后。

（3）淋巴细胞：多见于传染病急性期、放射病、细胞免疫缺陷等。

（王　莉）

第四节　血小板计数

一、原理

将血液用适当的稀释液作一定量稀释，混匀后充入计数池内，在显微镜下计数一定体积内的血小板数量，经过换算得出每升血液中血小板数。

二、试剂

1%草酸铵稀释液，分别用少量蒸馏水溶解草酸铵 1.0 g 及 EDTA·Na$_2$ 0.012 g，合并后加蒸馏水至 100 mL，混匀，过滤后备用。

三、操作

（1）取清洁小试管 1 支加入血小板稀释液 0.38 mL。

（2）准确吸取毛细血管血 20 μL，擦去管外余血，置于血小板稀释液内，吸取上清液洗 3 次，立即充分混匀。待完全溶血后再次混匀 1 分钟。

（3）取上述均匀的血小板悬液 1 滴，充入计数池内，静置 10~15 分钟，使血小板下沉。

（4）用高倍镜计数中央大方格内四角和中央共 5 个中方格内血小板数。

四、计算

$$血小板数/L = 5 个中方格内血小板数 \times 10^9/L$$

五、参考区间

成人：男（85~303）×10^9/L，女（101~320）×10^9/L。

新生儿：（100~300）×10^9/L。

儿童：（100~300）×10^9/L。

六、附注

（1）血小板稀释液应防止微粒和细菌污染，配成后应过滤。试管及吸管也应清洁、干净。

（2）针刺应稍深，使血流通畅。拭去第一滴血后，首先采血作血小板计数。操作应迅速，防止血小板聚集。采取标本后应在 1 小时内计数完毕，以免影响结果。

（3）血液加入稀释液内要充分混匀，充入计数池后一定要静置 10~15 分钟。室温高时注意保持计数池周围的湿度，以免水分蒸发而影响计数结果。

（4）计数时光线要适中，不可太强，应注意有折光性的血小板需要和杂质、灰尘相区别。附在血细胞旁边的血小板也要注意，不要漏数。

（5）用位相显微镜计数，效果更佳，计数更准确。

七、临床意义

1. 血小板减少

见于：①血小板生成障碍，如再生障碍性贫血、急性白血病、急性放射病等；②血小板破坏增多，如原发性血小板减少性紫癜（ITP）、脾功能亢进；③血小板消耗过多，如DIC等。

2. 血小板增多

见于：①骨髓增生综合征、慢性粒细胞性白血病、真性红细胞增多症等；②急性感染、急性失血、急性溶血等；③其他，脾切除术后。

（王　莉）

第五节　红细胞沉降率测定

一、魏氏测定法

（一）原理

将枸橼酸钠抗凝血液置于特制刻度红细胞沉降率管内，垂直立于室温1小时后，读取上层血浆高度的毫米数值，即为红细胞沉降率（ESR）。

（二）试剂与器材

1. 109 mmol/L 枸橼酸钠溶液

枸橼酸钠（$Na_3C_6H_5O_7 \cdot 2H_2O$，MW294.12）3.2 g；用蒸馏水溶解后，再用蒸馏水稀释至100 mL，混匀。此液在室温保存不得超过2周。

2. 红细胞沉降率管

ICSH规定，红细胞沉降率管全长（300±1.5）mm，两端相通，一端有规范的200 mm刻度魏氏管（玻璃或塑料制品），管内径2.55 mm，管内均匀误差小于5%，横轴与竖轴差<0.1 mm，外径（5.5±0.5）mm，管壁刻度200 mm，误差±0.35 mm，最小分度值1 mm，误差为<0.2 mm。

3. 红细胞沉降率架

应放置平稳，不摇动，不振动，避免阳光直射，红细胞沉降率管直立（90°±1°），不漏血。

（三）操作

（1）取静脉血1.6 mL，加入含109 mmol/L 枸橼酸钠溶液0.4 mL试管中，混匀。

（2）用红细胞沉降率管吸取混匀抗凝血液至"0"刻度处，拭去管外附着的血液，将红细胞沉降率管直立在红细胞沉降率架上。

（3）室温静置1小时后，观察红细胞下沉后血浆高度，读取结果。

（四）参考区间

成人：男性<15 mm/h，女性<20 mm/h。

（五）附注

（1）目前全血细胞分析均采用 EDTA·K_2 抗凝血。Gambino 提出用 EDTA 抗凝血也可做 ESR，只要检测 ESR 前，用生理盐水或 109 mmol/L 枸橼酸钠溶液将 EDTA 抗凝血作 1∶4 稀释，立即混匀，置于 Westergren 红细胞沉降率管内，垂直立于室温 1 小时后，读取上层血浆高度的毫米数值。它与魏氏法有良好的相关性。

（2）红细胞在单位时间内下沉速度与血浆蛋白的量和质，血浆中脂类的量和质，红细胞大小与数量，是否成串钱状聚集以及血沉管的内径、清洁度，放置是否垂直，室温高低等因素有关。

（3）抗凝剂与血液比例要准确。抗凝剂与血液之比为 1∶4。

（4）红细胞沉降率标本应在采血后 3 小时内测定。测定前要充分混匀。

（5）红细胞沉降率管要干燥、洁净，符合 ICSH 规定，红细胞沉降率架必须稳固，放置要垂直。红细胞沉降率管直立后不允许漏血，以免污染周围。

（6）室温过低、过高和贫血时，对结果都有影响。为此，红细胞沉降率测定室温要求为 18~25 ℃，在测定期内温度不可上下波动过大，稳定在 ±1 ℃ 之内。室温过高时血沉加快，可以按温度系数校正。室温过低时红细胞沉降率减慢，无法校正。

二、自动红细胞沉降率测定仪测定法

（一）原理

红细胞沉降率过程可分为 3 期：第一期为形成串钱期，沉降较慢，一般为 5~20 分钟，快者 5~10 分钟；第二期为快速期，沉降较快；第三期为堆积期，红细胞堆积管底。全自动红细胞沉降率测定仪采用红外线定时扫描检测，可记录红细胞沉降率全过程，并可显示和打印出报告，以便作动态分析。该仪器还能对多个标本同时扫描检测。

（二）试剂与器材

1. 自动红细胞沉降率测定仪

用红外线扫描检测。根据型号不同，可有 5~100 管同时检测的。有的还有恒温装置。

2. 试管

应使用与仪器匹配的试管或一次性专用管。

3. 抗凝剂

109 mmol/L 枸橼酸钠溶液。

（三）操作

详细阅读说明书，严格按照厂家操作规程进行。有的观察 20 分钟或 30 分钟或更短时间，其结果相当于魏氏法（mm/h）。

（四）附注

（1）与魏氏法的要求一致。

（2）检测标本全过程应封闭，避免操作者及实验室污染。

（五）临床意义

1. 生理性增快

见于月经期、妊娠 3 个月至产后 1 个月的妇女以及 60 岁以上的老年人。

2. 病理性增快

见于急性炎症、结缔组织病、风湿热活动期、组织严重破坏、贫血、恶性肿瘤、高球蛋白和异常球蛋白血症等。

（王 莉）

第二章

尿液一般检验

第一节　尿液理学检查

尿液理学检查包括气味、尿量、外观（颜色、清晰度）、尿比重（SG）、尿渗量（Osm）等项目。

一、气味

正常尿液略带酸味，是由尿液中的酯类和挥发酸共同产生的。尿液气味也可受到食物和某些药物的影响，如进食葱、蒜、韭菜、咖喱，过多饮酒，以及服用某些药物后尿液可出现各自相应的特殊气味。此外，以下原因也可导致尿液气味的变化。

（1）尿液搁置过久，细菌污染繁殖，尿素分解，可出现氨臭味。若新鲜的尿液带有刺鼻的氨味，提示有慢性膀胱炎或尿潴留。

（2）糖尿病酮症酸中毒时，尿中可闻到类似烂苹果的气味。

（3）苯丙酮尿患者的尿液中有特殊的"老鼠屎"样的臭味。

二、尿量

尿量主要取决于肾小球的滤过率、肾小管的重吸收和浓缩与稀释功能。此外，尿量变化还与外界因素，如每日饮水量、食物种类、周围环境（气温、湿度）、排汗量、年龄、精神因素、活动量等相关。一般健康成人 24 小时尿量为 1~2 L；昼、夜尿量之比为（2~4）∶1；儿童的尿量个体差异较大，按体质量计算较成人多 3~4 倍。

1. 多尿

24 小时尿量大于 2.5 L 称为多尿。在正常情况下多尿可见于饮水过多或多饮浓茶、咖啡、精神紧张、失眠等情况，也可见于使用利尿剂或静脉输液过多时。

病理性多尿常因肾小管重吸收障碍和浓缩功能减退，可见于：①内分泌病，如尿崩症、糖尿病等；②肾性疾病，如慢性肾炎、肾功能不全、慢性肾盂肾炎、多囊肾、肾髓质纤维化或萎缩；③精神因素，如癔症大量饮水后；④药物，如噻嗪类、甘露醇、山梨醇等药物治疗后。

2. 少尿

24 小时尿量少于 0.4 L 或每小时尿量持续少于 17 mL 称为少尿。生理性少尿见于机体缺水或出汗过多时，在尚未出现脱水的临床症状和体征之前可首先出现尿量的减少。病理性少尿可见于：①肾前性少尿，各种原因引起的脱水，如严重腹泻、呕吐、大面积烧伤引起的血液浓缩，大量失血、休克、心功能不全等导致的血压下降、肾血流量减少，重症肝病、低蛋白血症引起的全身水肿、有效血容量减低；②肾性少尿，如急性肾小球肾炎时，滤过膜受损，肾内小动脉收缩，毛细血管腔变窄、阻塞、滤过率降低引起少尿；③肾后性少尿，如单侧或双侧上尿路梗阻性疾病，尿液积聚在肾盂不能排出，可见于尿路结石、损伤、肿瘤及尿路先天畸形和机械性下尿路梗阻致膀胱功能障碍、前列腺肥大症等。

3. 无尿

24 小时尿量小于 0.1 L 或在 12 小时内完全无尿者称为无尿。进一步排不出尿液，称为尿闭，发生原因与少尿相同。

三、外观

尿液外观包括颜色和透明度。尿的颜色可随机体生理和病理的代谢情况而变化。正常新鲜的尿液呈淡黄至深黄色、透明。影响尿液颜色的主要物质为尿色素、尿胆原、尿胆素和卟啉等。此外尿色还受酸碱度、摄入食物或药物的影响。

透明度也可以用浑浊度表示，分为清晰、雾状、云雾状浑浊、明显浑浊几个等级。浑浊的程度根据尿中混悬物质的种类及量而定。正常尿浑浊的主要原因是含有结晶（pH 改变或温度改变后形成或析出）。病理性浑浊可因尿中含有白细胞、红细胞及细菌等导致，尿中含有蛋白可随 pH 变化析出产生浑浊。淋巴管破裂产生的乳糜尿也可引起浑浊。常见的尿外观改变有以下 6 种。

1. 血尿

尿内含有一定量的红细胞时称为血尿。由于出血量的不同可呈淡红色云雾状、洗肉水样或鲜血样，甚至混有凝血块。每升尿内含血量超过 1 mL 即可出现淡红色，即为肉眼血尿。凡每高倍镜视野见 3 个以上红细胞时可确定为镜下血尿。血尿多见于：①泌尿生殖系统疾病，如肾结核、肾肿瘤、肾或泌尿系类结石及外伤、肿瘤；②血液病，如血友病、过敏性紫癜及血小板减少性紫癜；③其他，如系统性红斑狼疮、流行性出血热，某些健康人运动后可出现一过性血尿。

2. 血红蛋白尿

当发生血管内溶血时，血红蛋白超过珠蛋白的结合能力，游离的血红蛋白就从肾小球滤出，形成不同程度的血红蛋白尿。在酸性尿中血红蛋白可氧化成为正铁血红蛋白而呈棕色，如含量多，则呈棕黑色酱油样。血红蛋白尿与血尿不同，离心沉淀后前者上清液仍为红色，隐血试验为强阳性，镜检时不见红细胞或偶见溶解红细胞的碎屑；后者离心后上清液透明，隐血试验为阴性，镜检时可见完整红细胞。血红蛋白尿还需与卟啉尿相鉴别，后者见于卟啉症患者，尿液呈红葡萄酒色。此外，碱性尿液中如存在酚红、番泻叶、芦荟等物质，酸性尿液中如存在氨基比林、磺胺等药物均可有不同程度的红色。

3. 胆红素尿

尿中含有大量的结合胆红素可致尿液外观呈深黄色，振荡后泡沫也呈黄色。若在空气中久置，可因胆红素被氧化为胆绿素而使尿液外观呈棕绿色。胆红素尿见于阻塞性黄疸和肝细胞性黄疸。服用核黄素、呋喃唑酮后尿液也可呈黄色，但胆红素定性试验为阴性。服用较大剂量的熊胆粉、牛磺类药物时尿液颜色也可呈黄色。

4. 乳糜尿

因淋巴循环受阻，从肠道吸收的乳糜液未能经淋巴管引流入血而逆流进入肾，使肾盂、输尿管处的淋巴管破裂，淋巴液进入尿液中致尿液外观呈不同程度的乳白色，有时含有多少不等的血液。乳糜尿多见于丝虫病，少数可由结核、肿瘤、腹部创伤或者手术引起。乳糜尿液离心沉淀后外观不变，沉渣中可见少量红细胞和淋巴细胞，丝虫病沉渣中可查出微丝蚴。乳糜尿需与脓尿或结晶尿等浑浊尿相鉴别，后二者经离心后上清液转为澄清，镜检可见多数的白细胞或盐类结晶，结晶尿加热加酸后浑浊消失。确定乳糜尿还可于尿中加少量乙醚震荡提取，因尿中脂性成分溶于乙醚使水层浑浊，浑浊程度比原尿减轻。

5. 脓尿

尿液中含大量白细胞可使外观呈现不同程度的黄白色浑浊或含脓丝状悬浮物，见于泌尿系统感染及前列腺炎、精囊炎。脓尿蛋白定性试验常为阳性，镜检可见大量脓细胞。

6. 盐类结晶尿

排出的新鲜尿外观呈白色或淡粉红色颗粒状浑浊，尤其在气温低时常很快析出沉淀物。这类浑浊尿可通过加热加酸鉴别，尿酸盐加热后浑浊消失，磷酸盐、碳酸盐则浑浊增加，但加乙酸后二者均变清，碳酸盐尿同时产生气泡。

四、尿比重

尿比重是指在 4 ℃时尿液与同体积纯水重量之比。因尿中含有 3%~5% 的固体物质，故尿比重常大于纯水。尿比重高低随尿中水分、盐类及有机物含量而异。在病理情况下，还受蛋白质、糖及细胞成分等影响，如无水代谢失调，尿比重测定可粗略反映肾小管的浓缩稀释功能。

（一）方法学评价

1. 尿比重法

即浮标法，此法最普及，但标本用量多，试验影响因素多，准确性差。因而 NCCLS 建议不再使用比重法。

2. 折射仪法

用折射仪测定，目前已广泛应用，所用的尿量少，但受温度影响，在测定蛋白尿和糖尿病患者尿液时必须校正。折射仪法可用去离子水和已知浓度溶液，如 0.513 mol/L（30 g/L）氯化钠溶液、0.85 mol/L 氯化钠溶液、0.263 mol/L 蔗糖溶液进行校准。

3. 试带法

简单、快速，近年来已用尿液全自动分析仪测定，但测定范围较窄，试验影响因素多，精密度差。仅适用于健康人群的普查，不适用于测定过高或过低比重的尿液。

（二）参考值

晨尿或通常饮食条件下：1.015~1.025；随机尿：1.003~1.030；婴幼儿尿比重偏低。

（三）临床意义

1. 高比重尿

可见于高热、脱水、心功能不全、周围循环衰竭等尿少时，也可见于尿中含葡萄糖和碘造影剂时。

2. 低比重尿

尿比重降低对临床诊断更有价值。比重近于 1.010（与肾小球滤液比重接近）的尿称为等渗尿，主要见于慢性肾小球肾炎、肾盂肾炎等导致远端肾单位浓缩功能严重障碍的疾病。

五、尿渗量

尿渗量（Osm）指尿中具有渗透活性的全部溶质微粒的总数量，与颗粒大小及所带电荷无关，反映溶质和水的相对排出速度，蛋白质和葡萄糖等大分子物质对其影响较小，是评价肾浓缩功能的指标。

（一）检测原理

溶液中有效粒子数量可以采用该溶液的冰点下降（液态到固态）或沸点上升的温度（$\triangle T$）来表示。检测方法有冰点减低法（常用浓度计法，又名晶体渗透浓度计法）、蒸汽压减低法和沸点增高法。冰点指溶液呈固相和液相处于平衡状态时的温度。1Osm 的溶质可使 1 kg 水的冰点下降 1.858 ℃，因此尿渗量计算公式为：

$$尿渗量 ［Osm／（kg·H_2O）］ = 观察取得冰点下降度数/1.858$$

（二）方法学评价

尿比重和尿渗量都能反映尿中溶质的含量。尿比重测定比尿渗量测定操作简便且成本低，但测定结果易受溶质性质的影响，如葡萄糖、蛋白质等大分子物质及细胞等增多，尿比重也增高。尿渗量主要与溶质的颗粒数量有关，受葡萄糖、蛋白质等大分子物质的影响较小。在评价肾脏浓缩和稀释功能方面，尿渗量较尿比重优越。冰点渗透压计测定的准确性高，不受温度的影响。

（三）质量保证

包括仪器的标化、标本的正确处理和操作条件的控制。

（四）参考值

尿渗量：600~1 000 mOsm／（kg·H_2O·24 小时尿）相当于 SG 1.015~1.025，最大范围 40~1 400 mOsm／（kg·H_2O·24 小时尿）。尿渗量与血浆渗量之比为（3.0~4.7）：1。

（五）临床意义

1. 评价肾浓缩稀释功能

健康人禁水 12 小时后，尿渗量与血浆渗量之比应大于 3，尿渗量大于 800 mOsm／（kg·H_2O）。若低于此值，说明肾脏浓缩功能不全。等渗尿和低渗尿可见于慢性肾小球肾炎、慢性肾盂肾炎、多囊肾、阻塞性肾病等慢性间质性病变。

2. 鉴别肾性少尿和肾前性少尿

肾小管坏死致肾性少尿时，尿渗量降低，常小于 350 mOsm／（kg·H_2O）。肾前性少尿时肾小管浓缩功能仍好，故尿渗量较高，常大于 450 mOsm／（kg·H_2O）。

六、尿液浓缩稀释试验

正常情况下远端肾小管升支上皮细胞能选择性地吸收原尿中的 Na^+ 和 Cl^-，而不吸收水，使尿中电解质浓度逐渐降低，这就是肾小管的稀释功能。集合管上皮细胞仅选择性地允许水和尿素通过，造成集合管内与近髓肾间质之间的渗透压力差，促进集合管对水的重吸收，此即肾小管的浓缩功能。浓缩试验是检查患者禁水时，肾小管是否能加大对水的重吸收而排出浓缩尿液；稀释试验是观察患者30分钟内饮水1 500 mL时，肾脏能否通过尿液稀释而排出多余的水分。通过测定尿比重的变化反映远端肾小管对水和溶质再吸收的能力，判断肾脏浓缩稀释功能。

（一）测定方法与评价

本检查无须特殊仪器，临床医生可进行病床边检查。

1. Fishberg（费氏）浓缩稀释试验

分为浓缩试验与稀释试验。浓缩试验又称禁水试验。可反映早期肾损害情况，但结果受吸烟及精神因素影响，心力衰竭伴水肿患者的结果不可靠。试验时不但要求患者禁水，且须同时控制药物及饮食。稀释试验须患者在30分钟内饮水1 500 mL，对肾功能评价不敏感。两者都不适合于尿毒症患者，故临床上基本不用。

2. 昼夜尿比重试验（又称莫氏浓缩稀释试验）

试验时患者正常饮食，每餐饮水量不超过600 mL。上午8：00排空膀胱，于10：00，12：00，14：00，16：00，18：00及20：00各收集1次尿液，此后至次晨8：00的夜尿收集在1个容器内，分别测定7份标本的尿量和尿比重。本法简便，安全可靠，易被患者接受，临床上应用较多。

3. 3小时尿比重试验（又称改良莫氏试验）

即在保持日常饮食和活动的情况下，晨8：00排空膀胱后每3小时收集1次尿液，至次晨8：00共8份尿标本，准确测定每次尿量和尿比重。

以上方法都受尿中蛋白质、葡萄糖的影响，只能粗略地估计肾功能受损的程度，且水肿患者因钠、水潴留，影响试验结果，不宜做该试验。因此，在条件允许的实验室，最好测定尿渗量或进行尿酶、β_2-微球蛋白等测定，以早期发现肾小管功能损害。

（二）参考区间

1. 昼夜尿比重试验

24小时尿量为1 000~2 000 mL，昼、夜尿量之比为（3~4）：1，12小时夜尿量少于750 mL；尿液最高比重应大于1.020；最高比重与最低比重之差大于0.009。

2. 3小时尿比重试验

白日的尿量占24小时尿量的2/3~3/4，其中必有1次尿比重大于1.025，1次小于1.003。

（三）质量控制

（1）最好采用折射仪法测定尿比重。

（2）每次留尿必须排空，准确测量尿量及比重并记录。

（3）夏季夜间留尿需注意防腐，解释试验结果时还应考虑气温的影响。

（4）水肿患者因钠、水潴留，影响试验结果，不宜做该试验。

（四）临床意义

肾脏浓缩功能降低见于以下情况。

1. 肾小管功能受损早期

如慢性肾炎晚期、慢性肾盂肾炎、高血压、糖尿病、肾动脉硬化晚期，常表现为多尿，夜尿增多，低比重尿。当进入尿毒症期时，尿比重恒定在 1.010 左右，称为等渗尿。

2. 肾外疾病

如尿崩症、妊娠高血压、严重肝病及低蛋白水肿等。

（王　芳）

第二节　尿液化学成分检查

一、酸碱度

尿液酸碱度简称为尿酸度，分为可滴定酸度和真酸度。前者可用酸碱滴定法进行滴定，相当于尿液酸度总量；后者指尿中所有能解离的氢离子浓度，通常用氢离子浓度的负对数表示。

（一）检查方法

1. 试带法

采用双指示剂法。模块中含溴麝香草酚蓝（pH 6.0~7.6）和甲基红（pH 4.6~6.2），变色范围为黄色（pH 5.0）、绿色（pH 7.0）、蓝色（pH 9.0），多由仪器判读，也可由肉眼目测与标准色板比较判断。

2. pH 试纸法

pH 广泛试纸是浸渍有多种指示剂混合液的试纸条，色泽范围为棕红至深黑色，肉眼观察与标准色板比较，可判断尿液 pH 近似值。

3. 指示剂法

酸碱指示剂原理。常用 0.4 g/L 溴麝香草酚蓝溶液作为指示剂。指示剂滴于尿液后，显黄色为酸性尿，显蓝色为碱性尿，显绿色为中性尿。

4. 滴定法

酸碱中和反应原理。通常用 0.1 mol/L 标准氢氧化钠溶液将定量尿液滴定至 pH 7.4，由氢氧化钠消耗量求得尿可滴定酸度。

5. pH 计法

又称电极法，银—氯化银指示电极通过盐桥与对 pH 灵敏的玻璃膜和参比电极（甘汞电极，$Hg\text{-}Hg_2Cl_2$）相连。指示电极浸入尿液后，H^+ 通过玻璃膜，指示电极和参比电极之间产生电位差，经电压计测得后转为 pH 读数。

（二）方法学评价（表 2-1）

表 2-1　尿酸度测定方法学评价

方法	评价
试带法	配套应用于尿液分析仪，是目前满足临床对尿 pH 检查需要且应用最广泛的一种筛检方法
pH 试纸法	操作简便，采用 pH 精密试纸可提高检测的灵敏度，但试纸易吸潮失效

方法	评价
指示剂法	溴麝香草酚蓝变色范围为 pH 6.0~7.6，当尿 pH 偏离此范围时，检测结果不准确；黄疸尿、血尿将直接影响结果判读
滴定法	可测定尿酸度总量。临床上用于尿酸度动态监测，但操作复杂，故少用
pH 计法	结果精确可靠，需特殊仪器，操作烦琐，故少用。可用于肾小管性酸中毒定位诊断、分型、鉴别诊断时尿 pH 精确测定

（三）质量保证

1. 检测前

应确保标本新鲜、容器未被污染。陈旧标本可因尿中 CO_2 挥发或细菌生长使 pH 增高；细菌和酵母菌可使尿葡萄糖降解为乙酸和乙醇，pH 降低。

2. 检测中

（1）试纸法或试带法：应充分考虑试带检测的范围能否满足临床对病理性尿液 pH 变化范围的需要；应定期用弱酸和弱碱检查试带灵敏度；应确保试纸或试带未被酸碱污染，未吸潮变质，并在有效期内使用。

（2）指示剂法：因一般指示剂不易溶于水，故在配制指示剂溶液时，应先用少许碱液（如氢氧化钠稀溶液）助溶，再加蒸馏水稀释到适当浓度，以满足指示剂颜色变化范围，防止指示剂解离质点状态与未解离质点状态呈现的颜色不相同。

（3）pH 计法：应经常校准 pH 计，确保其处于正常状态。本法对测定温度有严格要求，当温度升高时 pH 下降，故首先应调整仪器测定所需的标本温度。新型 pH 计可自动对温度进行补偿。

3. 检测后

生理条件下，多见尿液为弱酸性或弱碱性。尿液 pH>8.0 可见于：①标本防腐或保存不当，细菌大量繁殖并分解尿素产生氨；②患者服用大量碱性制剂。

建立完善的尿液检测报告审核制度，通过申请单获取临床信息，通过电话、实验室信息系统（LIS）、走访病房等形式与临床沟通，探讨异常结果可能的影响因素，对达到尿 pH 检测实用的临床价值很有必要。

（四）参考值

正常饮食条件下：①晨尿，多偏弱酸性，pH 5.5~6.5，平均 pH 6.0；②随机尿，pH 4.6~8.0。尿可滴定酸度：20~40 mmol/24 h 尿。

（五）临床意义

尿酸碱度检测主要用于了解机体酸碱平衡和电解质平衡情况，是临床上诊断呼吸性或代谢性酸/碱中毒的重要指标。同时，可经了解尿 pH 的变化调节结石患者的饮食摄入，通过酸碱制剂的干预帮助机体解毒或排泄药物。

1. 生理性变化

尿液 pH 受食物摄取、机体进餐后碱潮状态、生理活动和药物的影响。进餐后，因胃黏膜分泌盐酸以助消化、通过神经体液调节使肾小管的泌 H^+ 作用减低和 Cl^- 重吸收作用增高，尿 pH 呈一过性增高，即为碱潮。

2. 病理性变化

影响尿液 pH 的病理因素见表 2-2。

表 2-2 影响尿液 pH 的病理因素

病理因素	尿酸性	尿碱性
肾功能 疾病	肾小球滤过增加而肾小管保碱能力正常	肾小球滤过功能正常而肾小管保碱能力丧失
	①酸中毒、发热、慢性肾小球肾炎；②代谢性疾病：如糖尿病、痛风、低血钾性碱中毒（肾小管分泌 H^+ 增强，尿酸度增高）；③其他：如白血病、呼吸性酸中毒（因 CO_2 潴留）；④尿酸盐或胱氨酸尿结石	①碱中毒：如呼吸性碱中毒，丢失 CO_2 过多；②严重呕吐（胃酸丢失过多）；③尿路感染：如膀胱炎、肾盂肾炎、变形杆菌性尿路感染（细菌分解尿素产生氨）；④肾小管性酸中毒：肾小球滤过虽正常，但远曲小管形成氨和 H^+ 的交换功能受损，肾小管泌 H^+、排 H^+ 及 H^+-Na^+ 交换能力降低，机体明显酸中毒，尿pH 值呈相对偏碱性；⑤草酸盐或磷酸盐或碳酸盐尿路结石

3. 药物干预

①用氯化铵酸化尿液，可促进碱性药物从尿排泄，对使用四环素类、呋喃妥因治疗泌尿系统感染非常有利；②用碳酸氢钠碱化尿液，可促进酸性药物从尿排泄，常用于氨基糖苷类、头孢菌素类、大环内酯类、氯霉素等抗生素治疗泌尿系统感染时；③发生溶血反应时，口服 $NaHCO_3$ 碱化尿液，可促进溶解及排泄血红蛋白。

二、尿蛋白质定性检查

尿蛋白为尿液化学成分检查中最重要的项目之一。正常人的肾小球滤液中存在小分子量的蛋白质，在肾小管中绝大部分又被重吸收，因此 24 小时终尿中的蛋白质含量仅为 30~130 mg。随机一次检查尿中蛋白质为 80 mg/L，尿蛋白定性试验呈阴性。当 24 小时尿液中蛋白质超过 150 mg 或尿中蛋白质浓度大于 100 mg/L 时，常规化学定性试验呈阳性，称为蛋白尿。正常时分子量在 7 万以上的蛋白质不能通过肾小球滤过膜，分子量在 1 万~3 万的低分子蛋白质虽大多可通过滤过膜，但又被近曲小管重吸收。肾小管细胞分泌的蛋白如 Tamm Horsfall 蛋白（T-H 蛋白）及下尿路分泌的黏液蛋白可进入尿中。尿蛋白质 2/3 来自血浆蛋白，其中清蛋白（也称白蛋白）约占 40%，其余为小分子量的酶（溶菌酶等）、肽类、激素类，如将正常人尿液浓缩后再经免疫电泳，可按蛋白质的分子量大小分成以下 3 组。①高分子量蛋白质：分子量大于 9 万，含量极微，包括由肾髓袢升支及远曲小管上皮细胞分泌的 T-H 蛋白及分泌型 IgA 等；②中分子量蛋白质：分子量 4 万~9 万，是以清蛋白为主的血浆蛋白，可占尿蛋白总数的 1/2~2/3；③低分子量蛋白质：分子量小于 4 万，绝大多数已在肾小管重吸收，因此尿中含量极少，如免疫球蛋白 Fc 片段、游离轻链、α_1-微球蛋白、β_2-微球蛋白等。

（一）加热乙酸法

1. 原理

加热可使蛋白质变性凝固，加酸可使蛋白质接近等电点，促使蛋白质沉淀。此外，加酸还可以溶解碱性盐类结晶。

2. 试剂

5%（V/V）冰乙酸溶液：取冰乙酸 5 mL，加蒸馏水至 100 mL。

3. 器材

酒精灯、13 mm×100 mm 试管、试管夹、滴管。

4. 操作

（1）取尿液：取试管 1 支，加清澈尿液至试管的 2/3 处。

（2）加热：用试管夹夹持试管下端，斜置试管，使尿液的上 1/3 于酒精灯火焰上加热，沸腾即止。

（3）加酸：滴加 5% 冰乙酸 2~3 滴。

（4）加热：再继续加热至沸腾。

（5）观察：立即观察结果。

（6）判断：加热乙酸法尿蛋白定性试验结果判断见表 2-3。

表 2-3　加热乙酸法尿蛋白定性试验结果判断

反应现象	报告方式
清晰、透明、无改变	−
黑色背景下呈轻微浑浊	±
白色、浑浊、无颗粒	+
浑浊，有明显颗粒状物	++
有絮状物	+++
立即出现凝块和大量絮状物	++++

（7）注意：①坚持加热—加酸—再加热；②加入醋酸要适量；③加热部位要控制；④观察结果要仔细。

（二）磺基水杨酸法

1. 原理

在酸性条件下，磺基水杨酸的磺酸根阴离子与蛋白质氨基酸阳离子结合，形成不溶性蛋白质盐沉淀。

2. 试剂

200 g/L 磺基水杨酸溶液：磺基水杨酸 200 g 溶于 1 L 蒸馏水中。

3. 器材

小试管、滴管。

4. 操作

试管法。

（1）取尿液：试管 2 支，各加入清澈尿液 1 mL（约 20 滴）。

（2）加液：于一支试管内加入磺基水杨酸 2 滴，轻轻混匀，另一支试管不加试剂作空白对照。

（3）混匀。

（4）观察：1分钟内在黑色背景下观察结果。

（5）判断：磺基水杨酸法尿蛋白定性试验结果判断见表2-4。

表2-4　磺基水杨酸法尿蛋白定性试验结果判断

反应现象	报告方式
清晰、透明、无改变	-
仅在黑色背景下，可见轻度浑浊	极微量
不需黑色背景，可见轻微浑浊	±
明显白色浑浊，但无颗粒出现	+
明显浑浊并出现颗粒	++
更明显的浑浊，并有絮状沉淀	+++
严重浑浊，并有大凝块	++++

5. 注意

（1）本法敏感，能检出极微量蛋白质，无临床意义。

（2）判断结果应严格控制在1分钟内，否则随时间延长可导致反应强度升级。

（3）浑浊尿应离心后取上清液做试验，强碱性尿应使用稀乙酸酸化尿液至 pH 5.0 后再做试验。

（4）假阳性：见于受检者使用有机碘造影剂、大剂量青霉素等；尿中含尿酸或尿酸盐过多时，也可导致假阳性，但加热后消失。

（三）干化学试纸法

1. 原理

根据指示剂蛋白误差原理，即在 pH 3.2 时指示剂溴酚蓝产生阴离子，与带阳离子的蛋白质如清蛋白结合，发生颜色反应，蛋白质浓度越高，变色程度越大。

2. 试剂

试带条。

3. 器材

尿分析仪或目测。

4. 操作

按说明书要求进行，一般要求将试带浸于尿液中，1秒后取出，15秒后与标准比色板比较，观察结果，也可在尿分析仪上比色，仪器自动打印出结果。

（四）方法学评价——尿蛋白定性试验

尿蛋白定性为过筛性试验，目前常用加热乙酸法、磺基水杨酸法和干化学试带法。

1. 加热乙酸法

加热乙酸法为古老传统的经典方法，加热煮沸尿液使蛋白变性、凝固，然后加酸使尿 pH 接近蛋白质等电点（pH 4.7），有利于已变性的蛋白下沉，同时可消除尿中某些磷酸盐因加热析出所致的浑浊。本法能使所有蛋白质发生沉淀反应，结果准确，灵敏度为 0.15 g/L，影响因素少，但如加酸过少、过多，致尿 pH 远离蛋白质等电点，也可使阳性程度减弱。如尿中盐浓度过低，也可致假阴性。因操作烦琐，不适于筛检。

2. 磺基水杨酸法

在略低于蛋白质等电点的 pH 条件下，蛋白质带有正电荷的氨基与带负电荷的磺基水杨酸根相结合，形成不溶性蛋白质盐而沉淀。该法操作简便、敏感，清蛋白、球蛋白、本周蛋白均可发生反应。但在用某些药物如青霉素钾盐及有机碘造影剂（胆影葡胺、泛影葡胺、碘酸）或在高浓度尿酸、草酸盐、黏蛋白等作用下均可呈假阳性反应，加热煮沸后沉淀可消失，有别于尿蛋白。现常被用作尿蛋白定性试验过筛方法，本法检测蛋白尿的敏感度为 0.05~0.1 g/L。

3. 干化学试带法

本法是利用指示剂的蛋白质误差原理（指示剂离子因与清蛋白携带电荷相反而结合，使反应显示的 pH 颜色变为较高 pH 颜色，这种 pH 颜色改变的幅度与清蛋白含量成正比）而建立的。该法有简便、快速等优点，适用于人群普查，还可以同时用肉眼观察和尿液分析仪检测，以减少误差。不同厂家、不同批号的试带显色有差异。缺点是指示剂只与清蛋白反应，与球蛋白反应很弱。

（五）参考值

定性试验：阴性。

（六）临床意义

1. 生理性蛋白尿

生理性蛋白尿或无症状性蛋白尿是指由于各种内、外环境因素对机体的影响导致的尿蛋白含量增多，可分为功能性蛋白尿及体位性（直立性）蛋白尿。

（1）功能性蛋白尿：剧烈运动、发热、低温刺激、精神紧张、交感神经兴奋等引起的暂时性、轻度性的蛋白尿。其形成机制可能是上述原因造成肾血管痉挛或充血使肾小球毛细血管壁的通透性增加。当诱发因素消失时，尿蛋白也迅速消失。功能性蛋白尿定性一般不超过（+），24 小时尿蛋白量小于 0.5 g，多见于青少年期。

（2）体位性蛋白尿：由于直立体位或腰部前突时引起的蛋白尿，又称直立性蛋白尿。其特点为卧床时尿蛋白定性为阴性，起床活动若干时间后即可出现蛋白尿，尿蛋白定性可达（++），甚至（+++），平卧后又转成阴性，常见于青少年，可随年龄增长而消失。此种蛋白尿生成机制可能与直立时前突的脊柱压迫肾静脉或直立位时肾的位置向下移动，使肾静脉扭曲致肾脏处于淤血状态，淋巴、血流受阻有关。

（3）摄食性蛋白尿：摄入蛋白质过多，也会出现暂时性蛋白尿。

2. 病理性蛋白尿

病理性蛋白尿，根据其发生机制可分为以下 6 类。

（1）肾小球性蛋白尿：因受到炎症、毒素等损害，肾小球毛细血管壁通透性增加，滤出较多的血浆蛋白，超过了肾小管重吸收能力所形成的蛋白尿，称为肾小球性蛋白尿。形成蛋白尿的机制除肾小球滤过膜的物理性空间构型改变导致"孔径"增大外，还与肾小球滤过膜的各层，特别是唾液酸减少或消失致静电屏障作用减弱有关。蛋白电泳检查出的蛋白质中清蛋白约占 70%~80%，β_2-微球蛋白可轻度增多。此型蛋白尿中 24 小时尿蛋白含量常大于 2 g，主要见于肾小球疾病如急性肾小球肾炎，某些继发性肾脏病变如糖尿病性肾病，免疫复合物病如红斑狼疮性肾病等。

（2）肾小管性蛋白尿：由于炎症或中毒引起的近曲小管对低分子量蛋白质的重吸收功能减退，出现以低分子量蛋白质为主的蛋白尿，称为肾小管性蛋白尿。通过尿蛋白电泳及免疫化学方法检查，发现尿中以 β_2-微球蛋白、溶菌酶等增多为主，清蛋白正常或轻度增多。单纯性肾小管性蛋白尿，尿蛋白含量较低，24 小时尿蛋白量一般低于 1 g。此型蛋白尿常见于肾盂肾炎、间质性肾炎、肾小管性酸中毒、重金属中毒及肾移植术后等。尿中 β_2-微球蛋白与清蛋白的比值，有助于区别肾小球与肾小管性蛋白尿。

（3）混合性蛋白尿：肾脏病变如果同时累及肾小球和肾小管，产生的蛋白尿称混合性蛋白尿。在尿蛋白电泳的图谱中显示低分子量的 β_2-微球蛋白及中分子量的清蛋白同时增多，而大分子量的蛋白质较少。

（4）溢出性蛋白尿：主要指血液循环中出现大量低分子量（分子量小于 4.5 万）的蛋白质，如本周蛋白、血浆肌红蛋白（分子量为 1.4 万），超过肾小管重吸收的极限，在尿中大量出现时称为溢出性蛋白尿。如当肌红蛋白增多超过肾小管重吸收的极限，在尿中大量出现时称为肌红蛋白尿，可见于骨骼肌严重创伤及大面积心肌梗死等。

（5）组织性蛋白尿：由肾小管代谢生成的和肾组织破坏分解的蛋白质，以及由于炎症或药物刺激泌尿系统分泌的蛋白质（黏蛋白、T-H 蛋白、分泌型 IgA）形成的蛋白尿，称为组织性蛋白尿。组织性蛋白尿常见于尿路感染。

（6）假性蛋白尿：又称偶然性蛋白尿，当尿中混有多量血、脓、黏液等成分导致蛋白定性试验阳性时称为偶然性蛋白尿。主要见于泌尿道炎症、出血及在尿中混入阴道分泌物、男性精液等，一般并不伴有肾脏本身的损害。

三、尿糖定性检查

正常人尿液中可有微量葡萄糖，24 小时尿内排出量小于 2.8 mmol，用普通定性方法检查为阴性。糖定性试验呈阳性的尿液称为糖尿，一般是指葡萄糖尿，偶见乳糖尿、戊糖尿、半乳糖尿等。尿糖形成的原因和机制为：当血中葡萄糖浓度大于 8.8 mmol/L 时，肾小球滤过的葡萄糖量超过肾小管重吸收能力即可出现糖尿。

尿中是否出现葡萄糖取决于 3 个因素：①血中的葡萄糖浓度；②每秒流经肾小球的血浆量；③近端肾小管上皮细胞重吸收葡萄糖的能力，即肾糖阈。肾糖阈可随肾小球滤过率和肾小管葡萄糖重吸收率的变化而改变，肾小球滤过率低时肾糖阈提高，肾小管重吸收减少时肾糖阈降低。葡萄糖尿除可因血糖浓度过高引起外，也可因肾小管重吸收能力降低引起，后者血糖可正常。

（一）班氏法

1. 原理

葡萄糖还原性醛基在热碱性条件下，将蓝色硫酸铜还原为氢氧化亚铜，进而生成棕红色的氧化亚铜沉淀。

2. 试剂

甲液：柠檬酸钠 85 g，无水碳酸钠 76.4 g，蒸馏水 700 mL，加热助溶。

乙液：硫酸铜 13.4 g，蒸馏水 100 mL，加热助溶。

冷却后，将乙液缓慢加入甲液中，不断混匀，冷却至室温后补充蒸馏水至 1 000 mL 即为班氏试剂。如溶液不透明，则需要过滤，煮沸后出现沉淀或变色则不能使用。

其中硫酸铜提供铜离子；柠檬酸钠可与铜离子形成可溶性络合物，防止生成氢氧化铜沉淀；碳酸钠提供碱性环境。

3. 器材

酒精灯、13 mm×100 mm 试管、试管夹、滴管。

4. 方法

（1）取液：试管中加 1 mL 班氏试剂。

（2）煮沸：边加热边摇动试管，检查班氏试剂是否变质，如变色，则试剂变质，不能使用。

（3）加尿液：0.1 mL 尿液（2 滴）。

（4）再煮沸：1~2 分钟。

（5）观察：冷却后观察沉淀颜色。

（6）判断：班氏尿糖定性试验结果判断见表2-5。

表2-5 班氏尿糖定性试验结果判断

反应现象	结果报告
蓝色不变	-
蓝色中略显绿色，但无沉淀	±
绿色，伴少量黄绿色沉淀	+
较多黄绿色沉淀（黄色为主）	++
土黄色浑浊，有大量沉淀	+++
大量棕红色或砖红色沉淀	++++

（7）注意：①标本必须新鲜，久置细菌能分解葡萄糖，使结果偏低；②试剂与尿液比例为 10∶1；③尿中含有大量尿酸盐时，煮沸后可浑浊并略带绿色，但冷却后沉淀物显灰蓝色，不显黄色；④煮沸时应不断摇动试管，试管口不能对人；⑤非糖还原性物质也可呈阳性；⑥使用青霉素、维生素 C 等药物时，可出现假阳性反应。

（二）葡萄糖氧化酶试带法

1. 原理

尿液中的葡萄糖在试带中葡萄糖氧化酶的催化下，生成葡萄糖酸内酯和过氧化氢，在过氧化氢酶的作用下，使色原（邻甲苯胺等）脱氢，分子结构发生改变，色原显色。根据颜色深浅，可大致判断葡萄糖含量。

2. 试剂

试带条。

3. 器材

尿分析仪或目测。

4. 操作

按说明书要求进行，一般要求将试带浸于尿液中，1 秒后取出，15 秒后与标准比色板比较，观察结果，也可在尿分析仪上比色，仪器自动打印出结果。

（三）方法学评价

1. 班氏尿糖定性试验

此法稳定，敏感度为 5.5 mmol/L，是测定葡萄糖的非特异试验。凡尿中存在其他糖（如果糖、乳糖、戊糖等）及其他还原物质（如肌酐、尿酸、维生素 C 等）均可呈阳性反应，现多已不用。

2. 葡萄糖氧化酶试带法

此法特异性、灵敏性高，操作简便、快速，并可用于尿化学分析仪，可进行半定量分析，假阳性极少，但有假阴性。酶制品保存要适当。

3. 薄层层析法

此法是鉴别、确保尿糖种类的特异、敏感的试验方法，但操作复杂，不适合临床使用，仅在必要时应用。

（四）参考值

定性试验：阴性。

（五）临床意义

1. 血糖增高性糖尿

（1）饮食性糖尿：可因短时间摄入大量糖类引起。因此，为确诊有无糖尿，必须检查清晨空腹的尿液以排除饮食的影响。

（2）一过性糖尿：又称应激性糖尿。见于颅脑外伤、脑血管意外、情绪激动等情况下，血糖中枢受到刺激，导致肾上腺素、胰高血糖素大量释放，出现暂时性高血糖和糖尿。

（3）持续性糖尿：清晨空腹尿中尿糖呈持续阳性，最常见于因胰岛素绝对或相对不足所致糖尿病。此时空腹血糖水平已超过肾糖阈，24 小时尿中排糖近于 100 g 或更多，每日尿糖总量与病情轻重相平行，因而尿糖测定也是判断糖尿病治疗效果的重要指标之一。如并发肾小球动脉硬化症，则肾小球滤过率减少，肾糖阈升高，此时血糖虽已超过一般的肾糖阈值，但查尿糖仍可呈阴性。一些轻型糖尿病患者的空腹血糖含量正常，尿糖也呈阴性，但进食后 2 小时由于负载增加，可见血糖升高，尿糖呈阳性。对于此型糖尿病患者，不仅需要同时进行空腹血糖及尿糖定量、进食后 2 小时尿糖检查，还需进一步进行糖耐量试验，以明确糖尿病的诊断。

（4）其他血糖增高性糖尿：①甲状腺功能亢进，由于肠壁的血流加速和糖的吸收增快，因而在饭后血糖高，出现糖尿；②肢端肥大症，可因生长激素分泌旺盛致血糖升高，出现糖尿；③嗜铬细胞瘤，可因肾上腺素及去甲肾上腺素大量分泌，致使磷酸化酶活性增加，促使肝糖原降解为葡萄糖，引起血糖升高，出现糖尿；④库欣综合征，因皮质醇分泌增多，使糖原异生旺盛，抑制己糖磷酸激酶和对抗胰岛素作用，出现糖尿。

2. 血糖正常性糖尿

肾性糖尿属血糖正常性糖尿，因肾小管对葡萄糖的重吸收功能低下所致，见于范科尼综合征，患者出现糖尿但空腹血糖和糖耐量试验均正常。新生儿糖尿乃因肾小管功能还不完善所致。后天获得性肾性糖尿可见于慢性肾炎、肾病综合征。以上均需与真性糖尿相鉴别，要点是肾性糖尿时空腹血糖及糖耐量试验结果均为正常。妊娠后期及哺乳期妇女，出现糖尿可能与肾小球滤过率增加有关。

3. 其他

尿中除葡萄糖外，还可出现乳糖、半乳糖、果糖、戊糖等，除受进食影响外，也可能与遗传代谢紊乱有关。

（1）乳糖尿：妊娠或哺乳期妇女尿中可能同时出现乳糖与葡萄糖，是因为缺乏乳糖酶。如摄入过多乳糖或牛奶也可诱发本病。

（2）半乳糖尿：先天性半乳糖血症是一种常染色体隐性遗传性疾病，由于缺乏半乳糖-1-磷酸尿苷转化酶或半乳糖激酶，不能将食物内半乳糖转化为葡萄糖所致。患儿可出现肝大、肝功损害、生长发育停滞、智力减退、哺乳后不安、拒食、呕吐、腹泻、肾小管功能障碍蛋白尿等。

（3）果糖尿：遗传代谢缺陷性患者可伴蛋白尿与氨基酸尿，偶见于大量进食蜂蜜或果糖者。糖尿病患者尿中有时也可查出果糖。

四、尿酮体定性检查

酮体为乙酰乙酸、β-羟丁酸及丙酮的总称，为人体利用脂肪氧化产生的中间代谢产物。正常人产生的酮体很快被利用，在血中含量极微，一般为 $2.0 \sim 4.0$ mg/L。其中乙酰乙酸、β-羟丁酸、丙酮约占20%、78%、2%。24小时尿中酮体（以丙酮计）约为50 mg，定性测试为阴性。但在饥饿、各种原因引起的糖代谢障碍、脂肪分解增加及糖尿病酸中毒时，因产生酮体速度大于组织利用速度，可出现酮血症，继而发生酮尿（ketonuria，KET）。

（一）粉剂法

1. 原理

丙酮或乙酰乙酸在碱性溶液中与硝普钠和硫酸铵作用，生成异硝基或异硝基铵，后者与 $Fe(CN)_5^{3-}$ 生成紫红色复合物。

2. 试剂

硝普钠0.5 g，无水碳酸钠10 g，硫酸铵10 g。配制前分别将各种试剂烘干、称量并研磨混匀。密闭存于棕色瓶中，防止受潮。

3. 器材

玻片、塑料勺、滴管。

4. 方法

（1）取粉：取1小勺（约1 g）粉剂摊在玻片上。

（2）加尿液：以浸润粉剂为准。

（3）观察：有无紫红色出现，尿酮体定性试验结果判断见表2-6。

表2-6　尿酮体定性试验结果判断

反应现象	结果判断
5分钟以上不出现紫色	-
逐渐呈现淡紫色	+
立即呈现淡紫色，而后转为深紫色	++
立即呈现深紫色	+++~++++

（4）注意：尿酸盐可致橙色反应，肌酐可致假阳性。粉剂一定要研细，否则会出现颜色不均。本反应需在试剂与水接触产热时使氨放出。

（二）环状法

（1）取尿液：2 mL。

（2）加酸：0.2 mL（3~4滴），避免肌酐引起假阳性。

（3）加液：饱和硝普钠 0.2 mL。

（4）混匀。

（5）加氨：沿管壁加氨。

（6）观察：环色，尿酮体定性试验结果判断见表2-7。

表 2-7　尿酮体定性试验结果判断

反应现象	结果判断
10分钟后不显色	−
10分钟内显淡紫红色环	+
两液接触后渐显紫红色环	++
两液接触后即见深紫红色环	+++

（7）注意：黄色环不能判断为阳性，是尿酸盐所致。

（三）方法学评价

以往采用硝普钠试管或粉剂检查法，现多被简易、快速的干化学试带法取代。此法主要对丙酮及乙酰乙酸起反应，也可用酶法定量或进一步用气相色谱法分析。

（四）参考值

定性试验：阴性。

（五）临床意义

1. 糖尿病酮症酸中毒

由于糖利用减少，分解脂肪产生酮体，使酮体增加，引起酮症。应与其他疾病（低血糖、心脑疾病乳酸中毒或高血糖高渗透性糖尿病昏迷）相区别。酮症酸中毒时尿酮体均呈阳性，而其他疾病时尿酮体一般不增高，但应注意糖尿病酮症者肾功能严重损伤而肾阈值增高时，尿酮体也可减少，甚至完全消失。

2. 非糖尿病性酮症

感染性疾病，如肺炎、伤寒、败血症、结核等发热期，严重腹泻、呕吐、饥饿、禁食过久、全身麻酸后等均可出现酮尿，此种情况相当常见。妊娠期妇女常因妊娠反应、呕吐、进食少，易发生酮症而致酮尿。

3. 中毒

如氯仿、乙醚麻醉后、磷中毒等。

4. 服用双胍类降糖药

苯乙双胍等药物有抑制细胞呼吸的作用，可出现血糖下降，但酮尿阳性的现象。

五、尿胆色素定性检查

尿中胆色素包括胆红素、尿胆原及尿胆素，俗称尿三胆。由于送检的多为新鲜尿，尿胆原尚未氧化成尿胆素，临床上多查前两者，俗称尿二胆。

（一）尿胆红素定性检查（Harrison 法）

1. 原理

用 $BaSO_4$ 吸附尿液中的胆红素并浓缩，胆红素与 $FeCl_3$ 反应，被氧化为胆绿素而显绿色。

2. 试剂

（1）0.41 mol/L 氯化钡溶液：氯化钡（$BaCl_2 \cdot 2H_2O$）10.0 g，溶于 100 mL 蒸馏水中。

（2）Fouchet 试剂：100 g/L 的 $FeCl_3$ 溶液 10 mL，250 g/L 三氯乙酸溶液 90 mL，混合后备用。

3. 方法

（1）取尿液：取 5 mL 尿液加入中试管。

（2）加液：$BaCl_2$ 溶液 2.5 mL（尿量的一半）。

（3）混匀。

（4）离心：在 3 000 r/min 下离心 5 分钟。

（5）弃液：弃上清液，留下管底沉淀。

（6）氧化：向沉淀物中滴加福氏（Fouchet）试剂 2~3 滴。

（7）观察：沉淀是否变色。

（8）判断：胆红素定性试验结果判断见表 2-8。

表 2-8　胆红素定性试验结果判断

反应现象	结果判断	报告方式
长时间不显颜色	阴性	-
逐渐出现淡绿色	弱阳性	+
逐渐出现绿色	阳性	++
立即出现蓝绿色	强阳性	+++

（9）注意：①尿与 $BaCl_2$ 的比例；②尿中 SO_4^{2-}、PO_4^{3-} 不足，沉淀可减少；③氧化剂用量应适当，过多可使胆红素被氧化为胆绿素，再进一步氧化为胆黄素；④受检者使用阿司匹林等药物可出现假阳性；⑤标本需新鲜，否则胆红素易分解。

（二）尿胆原定性检查（改良 Ehrlich 法）

1. 原理

尿胆原在酸性条件下与对二甲氨基苯甲醛反应，生成红色化合物。

2. 试剂

Ehrlich 试剂：对二甲氨基苯甲醛 2.0 g，溶于 80 mL 蒸馏水，再缓慢加入浓盐酸 20 mL，混匀后储存于棕色瓶中备用。

3. 方法

（1）处理：去除尿中的胆红素。

（2）取尿液：取 1 mL 去除胆红素的尿液。

（3）加液：Ehrlich 试剂 0.1 mL。

（4）混匀。

（5）静置：10 分钟。

（6）观察：在白色背景下，从管口向管底观察结果。

（7）判断：尿胆原定性试验结果判断见表 2-9。

表 2-9　尿胆原定性试验结果判断

反应现象	结果判断	报告方式
不变色	阴性	—
放置 10 分钟后呈微红色	弱阳性	+
放置 10 分钟后呈樱红色	阳性	++
立即出现深红色	强阳性	+++

（8）注意：①新鲜尿，否则尿胆原氧化为尿胆素，出现假阴性，只有两者均为阴性方可否定；②干扰物呈红色不溶于氯仿，可鉴别。

（三）尿胆红素定性检查

胆红素是红细胞破坏后的代谢产物，可分为未经肝处理的未结合胆红素和经肝与葡萄糖醛酸结合形成的结合胆红素。未结合胆红素不溶于水，在血中与蛋白质结合，不能通过肾小球滤膜。结合胆红素分子量小，溶解度高，可通过肾小球滤膜，由尿排出。由于正常人血中结合胆红素含量很低，滤过量极少，因此尿中检不出胆红素，如血中结合胆红素增加，可通过肾小球滤膜，使尿中结合胆红素量增加，尿胆红素试验呈阳性反应。

1. 方法学评价

尿内胆红素检查方法有氧化法与重氮法两种。氧化法是用氧化剂将胆红素氧化为胆绿素，呈绿色为阳性。Smith 碘法操作最简单，但敏感性低，Harrison 法操作稍繁，但敏感性高。以 2，4-二氯苯胺重氮盐偶联反应的干化学试剂带法操作简单，且可用于尿自动化分析仪，灵敏度为 7~14 μmol/L，目前多用其做定性筛选试验。如果反应颜色不典型，应进一步分析鉴别。在尿液 pH 较低时，某些物质或其代谢产生物质（如吡啶和依托度酸）可引起假阳性反应或不典型颜色。1.42 mmol/L 维生素 C 可引起假阴性反应。

2. 参考值

定性试验：阴性。

（四）尿胆原与尿胆素定性检查

尿胆原经空气氧化及光线照射后转变成黄色的尿胆素（粪胆素）。

1. 方法学评价

尿胆素试验已成尿液试纸的组成部分之一，用于疾病的尿筛选检查。尿胆原的测定采用 Ehrilich 醛反应，即尿胆原与对二甲氨基苯甲醛反应后呈红色，既可用于定性检查也可用于定量检查。尿胆素的测定采用 Schleisinger 法，即将尿液中尿胆原氧化后加饱和的乙酸锌溶液，可观察到绿色荧光。在尿胆原为阴性时应用尿胆素检查进一步证实。检查尿胆原或尿胆素时均应除去胆红素，以免胆红素的色泽干扰。

2. 参考值

尿胆原定性试验：阴性或弱阳性（1∶20 稀释后阴性）；尿胆素定性试验：阴性。

3. 临床意义

利用尿胆红素、尿胆原和血胆红素等检查可协助鉴别黄疸病因（表2-10）。

表2-10　不同类型黄疸的鉴别诊断

标本	指标	正常人	溶血性黄疸	肝细胞性黄疸	梗阻性黄疸
血清	总胆红素	正常	增高	增高	增高
	未结合胆红素	正常	增高	增高	正常或增高
	结合胆红素	正常	增高或正常	增高	增高
尿液	颜色	浅黄	深黄	深黄	深黄
	尿胆原	1∶20 稀释后阴性	强阳性	阳性	阴性
	尿胆素	阴性	阳性	阳性	阴性
	尿胆红素	阴性	阴性	阳性	阳性
粪便	颜色	黄褐	深色	黄褐色或变浅	变浅或白陶土色
	粪胆素	正常	增高	降低或正常	降低或消失

（1）溶血性黄疸：当体内有大量红细胞破坏时未结合胆红素增加，使血中胆红素含量增高，由于未结合胆红素不能通过肾脏滤过，尿胆红素试验呈阴性。其排入肠道后转变为粪胆原，因而肠道吸收粪胆原及由尿中排出尿胆原的量均相应增加，尿胆原试验呈明显阳性。溶血性黄疸可见于各种溶血性疾病、大面积烧伤等。

（2）肝细胞性黄疸：肝细胞损伤时其对胆红素的摄取、结合、排除功能均可能受损。肝细胞摄取血浆中未结合胆红素能力下降，使其在血中的浓度升高，生成的结合胆红素又可能由于肝细胞肿胀、毛细胆管受压，在肿胀与坏死的肝细胞间弥散，经血窦进入血液循环，导致血中结合胆红素升高。因其可溶于水并经肾排出，使尿胆红素试验呈阳性。此外，经肠道吸收的粪胆原也因肝细胞受损不能转变为胆红素，而以尿胆原形式由尿中排出，故肝细胞黄疸时尿胆红素与尿胆原测试明显呈阳性。在急性病毒性肝炎时，尿胆红素阳性可早于临床黄疸。其他原因引起的肝细胞黄疸，如药物、毒物引起的中毒性肝炎也可以出现类似的结果。

（3）梗阻性黄疸：胆汁淤积使肝胆管内压增高，导致毛细胆管破裂，结合胆红素不能排入肠道而逆流入血由尿中排出，尿胆红素测试呈阳性。由于胆汁排入肠道受阻，尿胆原也减少。可见于各种原因引起的肝内、外完或不完全梗阻，如胆石症、胆管癌、胰头癌等。

六、乳糜尿定性检查

经肠道吸收的脂肪皂化后成乳糜液，由于种种原因致淋巴引流不畅而未能进入血液循环，逆流至泌尿系统淋巴管中，可致淋巴管内压升高、曲张、破裂，乳糜液流入尿中，使尿液呈不同程度的乳白色，严重者似乳状，称为乳糜尿。如在乳糜尿中混有血液时称为血性乳糜尿。尿中乳糜的程度与患者摄入脂肪量、淋巴管破裂程度及运动强度有关。乳糜尿中主要含卵磷脂、胆固醇、脂酸盐及少量纤维蛋白原、清蛋白等。如并发泌尿道感染，可出现乳糜脓尿。

（一）检查方法

1. 原理

乳糜尿含有大量脂肪颗粒，形成乳糜状浑浊尿。脂肪可溶于乙醚中，脂肪小滴可通过染色识别。

2. 试剂

（1）乙醚（AR）。

（2）苏丹Ⅲ乙酸乙醇染色液：5%乙醇10 mL，冰乙酸90 mL，苏丹Ⅲ粉末1药匙。先将乙醇与冰乙酸混合，再倾入苏丹Ⅲ粉末，使之充分溶解。

（3）猩红染色液：先配70%乙醇和丙酮1∶1溶液，后将猩红加入至饱和为止。

3. 样本

新鲜尿液。

4. 方法

（1）溶解脂肪：取尿液5~10 mL，加入乙醚2~3 mL，用力振摇，使脂肪溶于乙醚。

（2）静置离心：静置数分钟后，2 000 r/min离心5分钟。

（3）涂片染色：吸取乙醚与尿液界面层涂片，加苏丹Ⅲ乙酸乙醇染色液1滴。

（4）结果观察：低倍镜下观察是否有红色脂肪小滴（必要时可高倍镜观察）。

（5）稀释：如为阳性，按1∶20稀释后再同上操作。

5. 注意

（1）乳糜含量和患者摄入脂肪量、运动的强度和淋巴管破裂程度等因素有关。乳糜尿的浊度和颜色取决于乳糜量，乳糜尿可呈乳白色、乳酪样或色泽较浑浊。

（2）乳糜尿须与脓尿、大量盐类的浑浊尿和脂肪尿相区别。

（3）在丝虫病时，常可在尿沉渣中找到微丝蚴。

（二）方法学评价

乳糜尿由脂肪微粒组成，外观呈白色。尿液中加入乙醚充分振荡后，与原尿相比，如乳浊程度明显减轻则可确诊，这种情况是因所含脂肪性成分被乙醚溶解所致。乳糜尿与脓尿或严重的结晶尿的鉴别要点为：后二者离心沉淀后上清液呈澄清状，沉渣显微镜检查可见多数白细胞或无定形磷酸盐结晶（加热、加酸后溶解），而乳糜尿离心沉淀后外观不变。丝虫病引起乳糜尿者，偶在尿液沉渣中查到微丝蚴，在乳糜尿中加入苏丹Ⅲ染液置显微镜下观察，见大小不等的橘红色球形小体则为阳性。

（三）临床意义

（1）淋巴管阻塞，常见于丝虫病。丝虫在淋巴系统中引起炎症反复发作，大量纤维组织增生，使腹部淋巴管或胸导管广泛阻塞。肾的淋巴管最脆弱，故易于肾盂及输尿管处破裂，出现乳糜尿。如为丝虫病引起，可在尿沉渣中于显微镜下见到微丝蚴。先天淋巴管畸形、腹部结核、肿瘤压迫等也可以出现乳糜尿。

（2）胸腹创伤、手术伤及腹腔淋巴管或胸导管炎症也可出现乳糜尿，但少见。

（3）过度疲劳、妊娠及分娩后、糖尿病、高脂血症、肾盂肾炎、棘球蚴病、疟疾等也偶见乳糜尿。

七、尿液人绒毛膜促性腺激素检查

人绒毛膜促性腺激素（HCG）是妇女受精卵移动到子宫腔内着床后形成胚胎，由胎盘滋养层细胞分泌产生，具有促性腺发育功能的一种糖蛋白激素。HCG 的主要功能就是刺激黄体，使雌激素和黄体酮持续分泌，以促进子宫蜕膜的形成，使胎盘生长成熟。HCG 由 1 条 α 多肽链和 1 条 β 多肽链组成。HCG 的 α 链与其他激素［如黄体生成素（LH）、卵泡刺激素（FSH）及促甲状腺素（TSH）］的 α 链相似，而 β 多肽链基本是 HCG 所特有的，故用 β-HCG 的抗体来测定 HCG 有较高的特异性。HCG 主要存在于孕妇的血液、尿液、羊水、初乳和胎儿体内。当妊娠 1.0~2.5 周时，孕妇血清和尿中的 HCG 水平即可迅速升高，妊娠第 8 周达到高峰，至妊娠期第 4 个月始降至中等水平，并一直维持到妊娠晚期。尿液 HCG 检查主要用于早期妊娠的诊断和滋养层细胞肿瘤的诊断和疗效观察。

（一）胶乳凝集抑制试验

1. 原理

将尿液与抗 HCG 血清混合，经过一段时间反应后，加入被 HCG 致敏的胶乳悬液。当尿中有 HCG 时，HCG 先与抗血清结合，不引起胶乳的凝集反应，仍呈均匀的乳状。反之，当尿中无 HCG 时，抗血清中的抗体与胶乳抗原发生反应，出现凝集。

2. 试剂

抗 HCG 血清，HCG 胶乳抗原。

3. 方法

（1）加尿液：在玻片上滴加尿液 1 滴。

（2）加抗血清：滴加抗血清 1 滴。

（3）混匀：与尿液充分混匀。

（4）静置：1 分钟。

（5）加胶乳抗原：滴加 1 滴充分混匀的胶乳抗原。

（6）混匀：摇动 3 分钟。

（7）观察：在强光下观察有无肉眼可见的颗粒状凝集。

（8）对照：阴性对照、阳性对照。

（9）判断：阴性对照，凝集。阳性对照，不凝集。标本凝集为阴性，不凝集为阳性。

（10）注意：①标本新鲜、透明，浑浊尿应离心后取上清尿液检查；②抗原、抗体应是同一批号；③加液顺序不能错；④加液量一致；⑤试剂于 2~8 ℃保存，不能冷冻。

（二）胶体金试验

1. 原理

免疫胶体金法是将羊抗人 HCG 抗血清（多抗）、羊抗鼠 IgG 分别固定在特制的纤维素试带上并呈两条线上下排列，羊抗鼠 IgG 线在试带的上方为阴性对照，羊抗人 HCG 多抗在下方为测定。试带条中含均匀分布的胶体金标记鼠抗人 β-HCG 单克隆抗体和无关的金标记鼠IgG。检测时将试带浸入被检尿液中（液面低于固定的两条抗体线）后迅速取出。尿液沿试带上行，尿中的 β-HCG 在上行过程中与胶体金标记单克隆抗体结合，待行至羊抗人 HCG 抗体检测线时，形成金标记的 β-HCG 单抗—尿 HCG—羊抗人 HCG 抗体的双抗体夹心式复合物，而在试带上呈红色区带，为 HCG 阳性反应，试带上无关的金标记鼠 IgG 随尿液继续上行至羊抗鼠 IgG 处时，与之形成紫红色的金标记的抗原抗体复合物为阴性对照。判断结果时，含 HCG 的尿液试带可显示上、下两条紫红色线条，阴性标本则只显出上边一条紫红色线（图 2-1）。

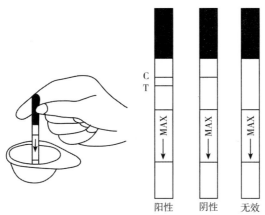

图 2-1　免疫胶体金法测定尿 HCG

2. 方法

按说明书操作。

（1）浸尿：将试纸浸入尿液 5 秒。

（2）取出：取出后平放。

（3）观察：5 分钟内观察结果。

3. 结果判断

（1）上、下两条红线——阳性。

（2）仅上面一条红线——阴性。

（3）仅下面一条红线——失效。

（4）上、下均无红线——失效。

（三）测定方法与评价

1. 胶乳凝集抑制试验（LAIT）和血凝抑制试验（HAIT）

1960 年，Wide 及 Gemzell 开始采用胶乳凝集抑制试验技术测定尿中的 HCG，即将尿液与抗 HCG 血清混合后，加入已吸附抗原的胶乳，如尿液中含 HCG 较多，则胶乳先与抗 HCG 血清结合，当不再有多余的抗 HCG 血清与胶乳产生凝集而呈均匀的乳胶状时，为阳性。相反，不含 HCG 的尿液，不与抗血清作用，加入吸附抗原的胶乳后，抗血清可与胶乳抗原反应，出现明显的特异性凝集颗粒，即为阴性。也可利用血细胞的血凝抑制试验检查 HCG，其原理与胶乳法一致，只是载体由胶乳改成羊红细胞。这两种试验方便简单，灵敏度为 100~500 mU/mL，适合大批标本检查，但因特异性差，不能定量，已逐渐被单克隆抗体法取代。

2. 放射免疫试验（RIA）

利用放射物标记的 HCG 与被检测尿中的 HCG 竞争性地结合抗 HCG 抗体，当被检尿中 HCG 增加时，结合物的放射性减低，与不同含量标准品对比可测尿中 HCG 的含量。RIA 使定量检测成为可能。由于 RIA 需一定设备，试验手续烦琐，且有核素污染问题，不适用于临床常规应用。

3. 酶联免疫吸附试验（ELISA）

该方法已广泛应用于临床，基本原理是运用夹心免疫酶分析技术，即采用 HCG 单克隆抗体包被于固相表面，样品中的 HCG 都将与支持物表面的抗体相结合。结合物与样品一起孵育后，冲洗，然后加入特异性酶标抗 β-HCG 亚基的单克隆抗体，最后加入酶作用的基质，即产生颜色。该法可目测，灵敏度为 20~50 μU/mL，采用抗 β-HCG 单克隆抗体二点酶免疫法进行定量，灵敏度可达 2~10 μU/mL。目前，免疫酶法进一步发展为更简便、适于患者自检的一步法，即免疫酶渗透试验。

4. 单克隆抗体胶体金试验

该方法快速简便，特异性强，灵敏度高（10~25 U/L），可半定量，在受精 7~10 日即可作出诊断。临床已广泛应用。试带中所用试剂为胶体金。胶体金是氯化金与还原剂反应形成的一种胶体颗粒。试带呈红色是由于胶体金颗粒呈红色到紫红色变化。

（四）参考值

定性试验：阴性。

（五）临床意义

HCG 的检查对早期妊娠诊断有重要意义，对与妊娠相关疾病、滋养细胞肿瘤等疾病的诊断、鉴别和病程观察有一定价值。

1. 诊断早期妊娠

妊娠 35~50 日，HCG 可升至大于 2 500 U/L。妊娠 60~70 日，可达 8 000~320 000 U/L。

2. 异常妊娠与胎盘功能的判断

①异位妊娠：宫外孕时，本试验只有 60% 的阳性检出率，在子宫出血 3 日后，HCG 仍可为阳性，故 HCG 检查可作为异位妊娠与其他急腹症的鉴别。HCG 常为 312~625 U/L。②流产诊断与治疗：不完全流产如子宫内尚有胎盘组织残存，HCG 检查仍可呈阳性；完全流产或死胎时 HCG 由阳性转阴性，因此可作为保胎或吸宫治疗的参考依据。③先兆流产：如尿中 HCG 仍维持高水平，多不会发生流产；如 HCG 在 2 500 U/L 以下，并逐渐下降，则有流产或死胎的可能；当降至 600 U/L 则难免流产。在保胎治疗中，如 HCG 仍继续下降，说明保胎无效，如 HCG 不断上升，说明保胎成功。

3. 滋养细胞肿瘤诊断与治疗监测

（1）葡萄胎、恶性葡萄胎、绒毛膜上皮癌及睾丸畸胎瘤等患者尿液中 HCG 显著升高，可达 10 万到数百万单位，可用稀释试验诊断。如妊娠 12 周以前 1∶500 稀释尿液呈阳性，妊娠 12 周以后 1∶200 稀释尿液呈阳性，对葡萄胎诊断有价值。1∶500 稀释尿液呈阳性对绒毛膜癌也有诊断价值，如男性尿中 HCG 升高，要考虑睾丸肿瘤，如精原细胞癌、畸形及异位 HCG 瘤等。

（2）滋养层细胞肿瘤患者术后 3 周，尿液中 HCG 应小于 50 U/L，术后 8~12 周应呈阴性，如 HCG 不下降或不转阴性，提示可能有残留病变。

八、尿的其他检验

（一）血红蛋白尿检查

正常人血浆中含有 50 mg/L 游离血红蛋白（Hb），尿中无游离 Hb。当有血管内溶血，血中游离 Hb 急剧上升，超过触珠蛋白的结合能力（正常情况下最大结合力为 1.5 g/L 血浆）即可排入尿中，可通过尿游离 Hb 试验（尿隐血试验）检出。

1. 方法学评价

血红蛋白尿检测采用的是与粪便隐血检查相同的化学法，如邻甲苯胺法、氨基比林法等，这两种方法除与 Hb 反应外，也与完整的红细胞反应（敏感度为红细胞达 5~10 μL），故要注意尿沉渣中红细胞对结果的影响，现已被试带法取代。此外，尿路感染时某些细菌产生过氧化物酶可致假阳性，大剂量的维生素 C 或其他还原物质可导致假阴性。目前新发展起来的 Hb 单克隆抗体免疫检测法能克服以上缺点。

2. 参考值

定性试验：阴性。

3. 临床意义

（1）隐血阳性可见于各种引起血管内溶血的疾病，如 6-磷酸葡萄糖脱氢酶缺乏患者在进食蚕豆或使用药物伯氨喹、磺胺、非那西丁时引起的溶血。

（2）血型不合引起急性溶血、阵发性冷性或睡眠性血红蛋白尿症。

（3）重度烧伤、毒蕈中毒、毒蛇咬伤。

（4）自身免疫性溶血性贫血、系统性红斑狼疮等。

（二）肌红蛋白尿检查

肌红蛋白（Mb）是横纹肌、心肌细胞内的一种含亚铁血红素的蛋白质，其结构及特性与血红蛋白相似，但仅有一条肽链，分子量为 1.6 万~1.7 万。当有肌肉损伤时，肌红蛋白释放进入血液循环，因分子量较小，易通过肾小球滤过，排入尿中。

1. 方法学评价

（1）化学法：因 Mb 分子中含血红素基团，也具有类似过氧化物酶样活性，故以往经常采用与血红蛋白相同的化学法检查。临床上已有多种隐血检查试剂及干化学试带，因此检查起来方便，灵敏度也较高。临床上常用来作为过筛试验。

（2）分光光度法：Mb 的氧化物在 578 nm 处有吸收光谱；而 Hb 在 568 nm 处有吸收光谱，借此可将二者区别，但不够敏感。

（3）单克隆抗体免疫法：最为敏感、特异的方法，既可作为确证试验又可进行尿液中 Mb 定量分析。尤其对急性心肌梗死的肌红蛋白尿液检查具有重要的临床价值。

2. 参考值

定性试验：阴性。

3. 临床意义

肌红蛋白尿多发生于有肌肉损伤时，例如：①阵发性肌红蛋白尿，肌肉痛性痉挛发作后 72 小时，尿中出现 Mb；②创伤，挤压综合征、子弹伤、烧伤、电击伤、手术创伤等；③组织局部缺血，如心肌梗死早期、动脉阻塞缺血；④砷化氢、一氧化碳中毒、巴比妥中毒、肌糖原积累等；⑤原发性（遗传性）肌疾病，如皮肌炎。

（三）本—周蛋白尿检查

本—周蛋白尿（BJP）实质为免疫球蛋白轻链或其聚合体从尿中排出，特性为将尿液在pH 4.5~5.5，56 ℃条件下加热出现白色浑浊及凝固，100 ℃煮沸后浑浊消失或明显减退，再冷却时又可重新凝固，又称凝溶蛋白。免疫球蛋白的轻链单体分子量为2.3万，二聚体分子量为4.6万。蛋白电泳时可在α_2至γ-球蛋白区带间的某个部位出现M区带，大多位于γ区带及β-γ区带之间。用已知抗κ和抗λ抗血清可进一步将其分型。BJP可通过肾小球滤过膜滤出，若量超过近曲小管所能吸收的极限，则从尿中排出，在尿中排出率多于清蛋白。肾小管对BJP具有重吸收及异化作用，当BJP通过肾排泄时，可抑制肾小管对其他蛋白成分的重吸收，并可损害近曲、远曲小管，导致肾功能障碍及形成蛋白尿，同时有清蛋白及其他蛋白成分排出。

1. 方法学评价

加热凝固法一般需尿中BJP大于0.3 g/L，有时甚至高达2 g/L，且必须在合适的pH下才能检出。如尿中存在其他蛋白如清蛋白、球蛋白时，加酸后可出现沉淀，煮沸时沉淀不再溶解，影响判断结果。当BJP浓度过高时加热至沸腾，沉淀也可不再溶解。目前多用对甲苯磺酸法过筛，灵敏度高。如尿中存在清蛋白不沉淀，球蛋白大于5 g/L，可出现假阳性。乙酸纤维膜或聚丙烯酰胺凝胶电泳对BJP的阳性检出率可达97%，但如尿中含量较低，则需预先浓缩。

2. 临床意义

35%~65%多发性骨髓瘤患者的尿液中可出现BJP，且多为λ型。早期BJP可呈间歇性排出，半数患者每日大于4 g，最多达90 g。在血性腹腔积液或其他体液中也可查出。约15%的巨球蛋白血症患者也可出现BJP尿。重链病中μ链病也可有BJP尿。此外，淀粉样变性恶性淋巴瘤、慢淋白血病、转移癌、慢性肾炎、肾盂肾炎、肾癌等患者尿中也偶见BJP，其机制还不清楚，可能与尿中存在免疫球蛋白碎片有关。动态观察BJP有助于了解是否伴有肾功能不全。BJP产生水平常可反映产生BJP的单克隆细胞数，因此测定BJP对观察骨髓瘤病程和判断化疗效果等都有一定意义。

（四）尿液 β_2-微球蛋白检查

血清 β_2-微球蛋白（β_2M）平均浓度为1.8 mg/L，β_2M可自由通过肾小球滤过膜，在肾小管被重吸收，故尿中仅含滤量的1%。可采用酶免疫或放射免疫法测定。

1. 参考值

血液：β_2M <3 mg/L。

尿液：β_2M <0.2 mg/L。

2. 临床意义

（1）血或尿液中的 β_2M可用于肾小球与肾小管损伤的鉴别。当肾小管损伤时，如急性肾小管炎症、坏死、药物及毒物（如庆大霉素、汞、镉、铬、金制剂等）引起肾小管损害，使得肾小管重吸收不良，尿中排出 β_2M增高。肾小球病变早期，虽然肾小球通透性增加，β_2M大量滤过，但因肾小管重吸收功能尚好，故血或尿中 β_2M均不增高。肾小球病变晚期，滤过功能降低，血中 β_2M 可明显增加。

（2）单纯性膀胱炎时尿中的 β_2M 正常。

（3）肾移植后如有排异反应，影响肾小管功能，尿中 β_2M 含量增加。

（4）自身免疫病如红斑狼疮活动期，造血系统恶性肿瘤如慢性淋巴细胞性白血病时，因 β_2M 合成加快，血清 β_2M 增加，尿中 β_2M 含量也可增高。

（五）尿含铁血黄素定性检查

人体内约有 25% 的储存铁，以铁蛋白和含铁血黄素两种形式存在。尿含铁血黄素是一种暗黄色不稳定的铁蛋白聚合物，呈颗粒状。当发生血管内溶血时，大部分血红蛋白随尿排出，产生血红蛋白尿，其中一小部分游离血红蛋白被肾小管上皮细胞吸收并分解为含铁血黄素，当细胞脱落时随尿排出。

1. 测定方法及评价

当尿中有含铁血黄素时，其中的高铁离子（Fe^{3+}）与亚铁氰化钾作用，在酸性环境中，生成蓝色的亚铁氰化铁沉淀，称为 Prussian 蓝反应；而含铁血黄素的低铁离子（Fe^{2+}）在酸性环境中被高铁氰化钾氧化成 Fe^{3+} 参加反应。本法阳性是诊断血管内溶血的有用指标，但尿含铁血黄素定性检查阴性也不能完全排除血管内溶血，因为只有含铁血黄素颗粒直径在 $1~\mu m$ 以上时，才能在显微镜下观察出来。

2. 质量控制

（1）留清晨第一次尿，将全部尿液自然沉淀，再取沉淀物离心，提高阳性检出率。

（2）所用盛尿容器，检验用试管、玻片、试剂均应防止铁剂污染，否则会出现假阳性。

（3）每次试验应做阴性对照，如亚铁氰化钾与盐酸混合即显深蓝色，表示试剂已被污染。

（4）要保持盐酸的浓度，试验时盐酸过少，易出现假阴性。

3. 参考值

定性试验：阴性。

4. 临床意义

急、慢性血管内溶血、阵发性睡眠性血红蛋白尿症可引起含铁血黄素尿。在溶血初期，由于血红蛋白尚未被肾小管上皮细胞吸收，未形成含铁血黄素排出，虽然有血红蛋白尿，但该试验可呈阴性，而隐血试验可呈阳性。但有时血红蛋白含量少，隐血试验呈阴性，但本试验呈阳性。

（六）尿液亚硝酸盐定性检查

尿中有病原微生物增殖，并且尿液在膀胱中存留足够长时间的情况下，某些含有硝酸盐还原酶的感染病原菌可将尿中的硝酸盐还原为亚硝酸盐（NIT）。最常见的细菌有大肠杆菌属、克雷伯菌属、变形杆菌、假单孢菌属等。此外，产气杆菌、铜绿假单胞菌、某些厌氧菌以及真菌也富含硝酸盐还原酶。因此，亚硝酸盐定性试验可作为泌尿系统感染的筛选指标之一。

1. 测定方法及评价

NIT 测定基本上都是利用 Griss 原理，即 NIT 先与对氨基苯磺酸或氨基苯磺酰胺反应，形成重氮盐，再与 α-萘胺结合，形成红色偶氮化合物。

（1）湿化学法：即将混合药物的干粉直接与尿液作用，观察颜色的变化。此法使用方便，检测快速。

（2）干化学法：目前临床广泛使用的多联干化学试带是根据 Griss 原理设计开发的，主要用于检测尿路因大肠杆菌感染产生的亚硝酸盐。使用含白细胞测定模块的多联干化学试带对泌尿系统感染的诊断筛查更有意义。NIT 反应敏感度为 0.3~0.6 mg/L。此法也可用于仪器检测。

由于 Griss 反应取决于以下 3 个条件：感染的病原微生物的种类，尿液滞留时间，硝酸盐的存在。因此，NIT 测定对泌尿系统感染的阳性检出率并非 100%。

2. 参考值

定性试验：阴性。

3. 质量控制

（1）防止假阳性干扰：当标本被非感染性细菌污染时会呈假阳性，因此要应用新鲜标本测定。

（2）控制假阴性。

1）最好使用晨尿，以便尿液在膀胱内有足够的存留时间使细菌完成还原作用。

2）患者服用利尿剂后，由于排尿次数增多，会使结果呈假阴性。大剂量维生素 C 可抑制 Griss 反应而呈假阴性。

3）硝基呋喃可降低试验的敏感度，使用抗生素后可抑制细菌活动使反应转为阴性。

4）其他：高比重尿使反应的敏感度降低，当 NIT 含量小于 1 mg/L 时结果会呈阴性。另外，若饮食中摄入蔬菜、水果过少，也会呈阴性。

（3）结果分析：本试验只针对具有硝酸盐还原酶的病原体，因此在分析结果时应结合镜检报告。仅有 NIT 阴性不能排除泌尿系统感染，反之 NIT 阳性也未必一定有泌尿系统感染，应进一步进行细菌学检查。

4. 临床意义

该指标可作为泌尿系统感染的过筛试验，但 NIT 阴性不能排除感染。

（七）尿卟啉定性检查

卟啉是构成血红蛋白、肌红蛋白及细胞色素等的重要成分，是血红素合成的中间体。正常人血和尿中含有很少量的卟啉类化合物。卟啉病患者卟啉代谢紊乱，其产物大量由尿和粪便排出。尿液中排出过多的卟啉即卟啉尿。可用乙酸乙酯提取尿中卟啉，再转入盐酸溶液，盐酸溶液中卟啉在紫外线照射下显红色荧光。本法最低检出量为 200 μg/L 尿。也可用溶剂抽提后，用分光光度法、薄层层析法、高效液相层析法等做定量测定。正常人阴性，阳性见于卟啉病。卟啉病是由于人体内一些酶缺陷，在血红蛋白合成过程中产生过多的卟啉或其前体的疾病。本病常为遗传性，后天性多因肝炎、肝硬化、化学药物和铅中毒引起。

（八）尿苯丙酮酸定性检查

苯丙酮酸是苯丙氨酸的代谢产物。苯丙酮酸尿（PKU）是氨基酸尿的一种，为常染色体隐性遗传疾病。发病机制是由于肝脏中缺乏 L-苯丙氨酸羟化酶，苯丙氨酸不能转化为酪氨酸，只能转变为苯丙酮酸，大量苯丙酮酸不能被肾小管重吸收而排入尿中。尿苯丙酮酸定性检查（三氯化铁试验）是尿液中的苯丙酮酸与三价铁离子作用产生蓝绿色反应。该法较敏感，操作简单，试剂便宜，容易获得，缺点是尿中的干扰物质较多，与三氯化铁有显色反应，应注意观察。干扰显色而导致假阴性的是磷酸盐，可先用沉淀剂将磷酸盐转变成磷酸铵镁沉淀除去，如对羟基苯酮酸、胆红素、尿黑酸、丙酮酸、乙酰乙酸、对氨基水杨酸、氨基比林等。正常人阴性，苯丙酮酸尿患儿，出生后 5~15 日即可出现阳性，当排出量大于 0.5 g/24 h 时才能查出。

（王　芳）

第三节　尿液沉渣检查

一、尿液沉渣显微镜检查

（一）制片

（1）取尿液：取刻度离心管，倒入混合后的新鲜尿液 10 mL。

（2）离心：1 500 r/min 离心 5 分钟。

（3）弃液：吸去上清液，留下 0.2 mL 尿沉渣。

（4）混匀。

（5）涂片：用滴管吸取混匀尿沉渣 1 滴，滴在载玻片上，用盖玻片覆盖或滴入专用的尿沉渣计数板中。

（二）镜检

先用低倍镜（10 倍）观察管型、上皮细胞及结晶，再转到高倍镜（40 倍）观察红细胞、白细胞，分别观察 20 个低倍镜视野和 10 个高倍镜视野，以观察到的最低值和最高值报告或以平均值报告。

（三）注意

1. 鉴别管型

应注意管型与假管型（如结晶团、细胞团、类圆柱体、黏液丝）的鉴别。

2. 注意鉴别

RBC 与酵母菌等。

尿液显微镜检查是用显微镜对尿液中的有形成分进行鉴别观察，识别尿液中细胞、管型、结晶、细菌、寄生虫等病理成分，辅助诊断泌尿系统疾病定位、鉴别诊断及预后判断的重要常规试验项目。在一般性状检查或化学试验中不能发现的变化，常可通过尿液显微镜检查发现。如尿蛋白检查为阴性者，镜检却可见少量红细胞，这说明在判断尿沉渣结果时，必须与物理、化学检查结果相互参照，并结合临床资料等进行综合分析判断。

二、细胞

（一）红细胞

正常人尿中排出红细胞较少，如每个视野见到 1~2 个红细胞时应考虑为异常，若每个高倍视野均可见到 3 个以上红细胞，则诊断为镜下血尿。新鲜尿中红细胞形态对鉴别肾小球源性和非肾小球源性血尿有重要价值，因此，除注意尿中红细胞数量外，还要注意其形态。

1. 形态

用相差显微镜观察，可将血尿分成 3 种。

（1）均一红细胞血尿：红细胞外形、大小正常，在少数情况下也可见到因丢失血红蛋白使细胞外形轻微改变而形成棘细胞。总之，均一红细胞血尿中红细胞形态较一致，整个尿标本中不超过 2 种的红细胞形态类型。

（2）变形红细胞血尿：红细胞大小不等，呈两种以上的多形性变化，常见以下形态。胞质从胞膜向外突出呈相对致密小泡，胞膜破裂，部分胞质丢失；胞质呈颗粒状，沿细胞膜内侧间断沉着；有皱缩的红细胞及大型红细胞，胞质沿边缘沉着；细胞的一侧向外展，类似葫芦状或发芽状；胞质内有散在的相对致密物，成细颗粒状；胞质向四周集中，形似炸面包圈样，以及破碎的红细胞等。

（3）混合性血尿：为上述两种血尿的混合，依据其中哪一类红细胞超过 50% 又可分为以变形红细胞为主和以均一红细胞为主两种。肾小球源性血尿多为变形红细胞血尿或以其为主的混合性血尿，可通过相差显微镜诊断，与肾活检的诊断符合率达 96.7%。非肾小球疾病的血尿，则多为均一性血尿，与肾活检诊断符合率达 92.6%。如果进一步用扫描电镜观察血尿标本，可观察到红细胞表面的细微变化，如红细胞有帽状、碗状、荷叶状、花环状等，即使红细胞有轻微的形态变化也可查出。

注意：不要把酵母菌误认为红细胞。

2. 临床意义

正常人特别是青少年在剧烈运动、急行军、冷水浴、久站或重体力劳动后可出现暂时性镜下血尿，这种一过性血尿属正常生理性变化范围。女性患者还应注意月经污染问题，应通过动态观察加以区别。引起血尿的疾病很多，可以归纳为 3 类原因。

（1）泌尿系统自身的疾病：泌尿系统各部位的炎症、肿瘤、结核、结石、创伤、肾移植排异、先天性畸形等均可引起不同程度的血尿，如急性和慢性肾小球肾炎、肾盂肾炎、泌尿系统感染、肾结石、肾结核等，都是引起血尿的常见原因。

（2）全身其他系统的疾病：主要见于各种原因引起的出血性疾病，如特发性血小板减少性紫癜、血友病、弥散性血管内凝血（DIC）、再生障碍性贫血和白血病并发有血小板减少时，某些免疫性疾病如系统性红斑狼疮等也可发生血尿。

（3）泌尿系统附近器官的疾病：如前列腺炎、精囊炎、盆腔炎等患者尿中也偶尔见到红细胞。

（二）白细胞

除在肾移植术后发生排异及淋巴细胞白血病时可在尿中见到淋巴细胞外，尿中白细胞一般主要是中性分叶核粒细胞。尿中的白细胞来自血液，健康成人 24 小时尿中排出的白细胞和上皮细胞不超过 200 万。因此，在正常尿中可偶然见到白细胞 1~2 个/HPF，如果每个高倍视野（HPF）见到 5 个以上白细胞为增多。

1. 形态

白细胞体积比红细胞大，呈圆球形，在中性、弱酸性或碱性尿中均见不到细胞核，通过染色可清楚地看到核结构。炎症时白细胞发生变异或已被破坏外形变得不规则，结构不清，称为脓细胞。急性肾盂肾炎时，在低渗条件下有时可见到中性粒细胞内颗粒呈布朗分子运动，由于光折射，在油镜下可见灰蓝色发光现象，因其运动似星状闪光，故称为闪光细胞。

2. 临床意义

（1）泌尿系统有炎症时均可见到尿中白细胞增多，尤其在细菌感染时，如急性和慢性肾盂肾炎、膀胱炎、尿道炎、前列腺炎、肾结核等。

（2）女性阴道炎或宫颈炎、附件炎时因分泌物进入尿中，而见白细胞增多，常伴有大量扁平的上皮细胞。

（3）肾移植后如发生排异反应，尿中可出现大量淋巴及单核细胞，肾盂肾炎时也偶见到。

（4）尿液白细胞中单核细胞增多，可见于药物性急性间质性肾炎及新月形肾小球肾炎。急性肾小管坏死时单核细胞减少或消失。

（5）尿中出现大量嗜酸性粒细胞时称为嗜酸性粒细胞尿，可见于某些急性间质性肾炎患者。药物导致的变态反应或在尿道炎等泌尿系统其他部位的非特异性炎症时，也可出现嗜酸性粒细胞尿。

（三）上皮细胞

尿中所见上皮细胞由肾小管、肾盂、输尿管、膀胱、尿道等处脱落掉入尿液。肾小管上皮细胞为立方上皮细胞，在肾实质损伤时可出现于尿液中。肾盂、输尿管、膀胱等处均覆盖移行上皮细胞。尿道为假复层柱状上皮细胞，近尿道外为复层扁平鳞状上皮细胞。在这些部位有病变时，尿中相应的上皮细胞会增多。男性尿中偶尔见到前列腺细胞。

1. 鳞状上皮细胞

正常尿中可见少量鳞状上皮细胞，这种细胞大而扁平，胞质宽阔，呈多角形，含有小而明显的圆形或椭圆形的核。女性尿中可成片出现，无临床意义，如同时伴有大量白细胞，应怀疑有泌尿生殖系统炎症，如膀胱炎、尿道炎等。在肾盂肾炎时也增多，肾盂、输尿管结石时也可见到。

2. 移行上皮细胞

正常时少见，有多种形态，如呈尾状，称尾状上皮细胞，含有一个圆形或椭圆形的核，胞质多而核小。在肾盂、输尿管或膀胱颈部炎症时可成片脱落，但形态随脱落部位而稍有区别。

3. 肾小管上皮细胞

来自肾小管，约是中性粒细胞的1.5倍，含一个较大的圆形胞核，核膜很厚，因此细胞核突出易见，在尿中易变形，呈不规则的钝角状。胞质中有小空泡、颗粒或脂肪小滴，这种细胞在正常人尿中极为少见，在急性肾小管肾炎时可见到，急性肾小管坏死的多尿期可大量出现。肾移植后如出现排异反应，也可见成片脱落的肾小管上皮细胞。在慢性肾炎、肾梗死、充血性梗阻及血红蛋白沉着时，肾小管上皮细胞质中如出现脂肪颗粒或含铁血黄素颗粒，甚至将胞核覆盖者称为复粒细胞。

（四）吞噬细胞

吞噬细胞比白细胞大2~3倍，为含吞噬物的中性粒细胞，可见于泌尿道急性炎症，如急性肾盂肾炎、膀胱炎、尿道炎等，且常伴有白细胞增多。

（五）肿瘤细胞

泌尿系统的肿瘤细胞脱落可随尿排出，用瑞氏—吉姆萨或巴氏染色进行识别辨认。

三、管型

管型为尿沉渣中有重要意义的成分，它的出现往往提示有肾实质性损害。它是尿液中的蛋白质和细胞颗粒成分在肾小管、集合管内凝固形成的圆柱状结构物。管型的形成必须有蛋白尿，形成基质物为 Tamm-Horsfall 糖蛋白（THP）。在病理情况下，由于肾小球基底膜的通透性增加，大量蛋白质由肾小球进入肾小管，在肾远曲小管和集合管内浓缩（水分吸收）酸化（酸性物增加），在肾小管腔内凝集、沉淀，形成管型。

管型形成的必要条件是：①原尿中含有一定量的蛋白质（原尿中的清蛋白和肾小管分泌的 THP）；②肾小管有使尿液浓缩酸化的能力，同时尿流缓慢及局部性尿液积滞，肾单位中形成的管型在重新排尿时随尿排出；③具有可供交替使用的肾单位。尿液通过炎症损伤部位时，有白细胞、红细胞、上皮细胞等脱落，这些细胞黏附在处于凝结过程的蛋白质上，形成细胞管型。如附着的细胞退化变性，崩解成细胞碎屑，则形成粗或细颗粒管型。在急性血管内溶血时大量游离血红蛋白从肾小球滤过，在肾小管内形成血红蛋白管型。如肾小管上皮细胞出现脂肪变性，可形成脂肪管型，进一步变性则可形成蜡样管型。

根据管型内含物的不同可分为透明、颗粒、细胞（红细胞、白细胞、上皮细胞）、血红蛋白、脂肪、蜡样等管型。还应注意细菌、真菌、结晶体及血小板等特殊管型。

（一）透明管型

透明管型主要由 THP 构成。这种管型呈规则的圆柱体状，无色、半透明、两端钝圆、质地薄，但也有少许的颗粒及少量的细胞黏附在管型外或包含于其中。透明管型一般较狭窄而短，但也有形态较大者，多呈直形或稍弯曲状。观察透明管型应将显微镜视野调暗，否则易漏检。在剧烈运动、发热、麻醉、心功能不全时，肾受到刺激后尿中可出现透明管型。大量出现见于急、慢性肾小球肾炎、肾病、肾盂肾炎、肾淤血、恶性高血压、肾动脉硬化等疾病。急性肾炎时透明管型常与其他管型并存于尿中，慢性间质性肾炎患者尿中可持续大量出现。

（二）细胞管型

细胞管型为含有细胞成分的管型，其中细胞成分超过管型的 1/3 体积。按细胞类别可分为红细胞管型、白细胞管型、肾小管上皮细胞管型和混合管型。

1. 红细胞管型

管型中以红细胞为主，超过 1/3 体积，通常管型内的红细胞已被破坏。尿中见到红细胞管型，提示肾单位内有出血，可见于肾小球或肾小管出血。常见于溶血性输血反应、急性肾小管坏死、肾出血、肾移植术后产生排异反应。在系统性红斑狼疮、肾梗死、肾静脉血栓形成等情况时红细胞管型也可能是唯一的表现。

2. 白细胞管型

管型内以白细胞为主，超过 1/3 体积，管型中白细胞多为退化、变性、坏死的白细胞。此种管型出现表示有化脓性炎症，常见于急性肾盂肾炎、间质性肾炎等，也可见于红斑狼疮肾炎、肾病综合征及肾小球肾炎等。

3. 肾小管上皮细胞管型

管型内以肾小管上皮细胞为主，超过 1/3 体积。所含细胞比白细胞略大，常见叠瓦状排列，根据细胞核的形状可与白细胞进行区别。此管型出现提示肾小管受累，肾小管上皮细胞剥离变性。常见于急性肾小管坏死、急性肾炎、肾淀粉样变性、间质性肾炎及重金属、药物中毒等。

4. 混合管型

两种以上细胞同时存在的混合管型，如果识别困难，可统称为细胞管型。主要见于活动性肾小球肾炎、缺血性肾小球坏死及肾梗阻等。

有时管型中的细胞成分难以区分，可笼统称为细胞管型，必要时可借助化学染色来区分。在 DIC 时，尿液中可出现血小板管型，可用相差显微镜或经抗血小板膜糖蛋白的 McAb 加以区分。

（三）颗粒管型

颗粒管型内含大小不同的颗粒物，其量超过 1/3 体积时称为颗粒管型。颗粒来自崩解变性的细胞残渣，也可由血浆蛋白及其他物质直接聚集于 T-H 蛋白基质中形成。其外形常较透明管型短且宽，呈淡黄褐色或棕黑色，还可根据颗粒的大小分成粗、细颗粒管型。可见于肾实质性病变，提示肾单位内淤滞，如急、慢性肾小球肾炎、肾病、肾动脉硬化等。药物中毒损伤肾小管及肾移植术发生排异反应时也可见到。

（四）宽幅管型

宽幅管型又称肾功能不全管型，宽度可为一般管型的 2~6 倍，也有较长者。宽幅管型形似蜡样管型，但较薄，可由损坏的肾小管上皮细胞碎屑在内径宽大的集合管内凝聚而成，或因尿液长期淤积使肾小管扩张，形成粗大管型，可见于肾功能不全患者尿中。急性肾功能不全者在多尿早期可大量出现这种类型的管型，随着肾功能的改善逐渐减少消失。宽幅管型出现于慢性肾炎晚期尿毒症时，常表示预后不良。

（五）脂肪管型

脂肪管型内可见大小不等、折光性很强的脂肪滴，也可见含有脂肪滴的肾小管上皮细胞，可用脂肪染色鉴别。脂肪管型为肾小管损伤后上皮细胞脂肪变性所致，可见于慢性肾炎，尤其多见于肾病综合征。

（六）蜡样管型

蜡样管型为浅灰色或淡黄色、折光性强、质地厚、有切迹的管型，一般略有弯曲或断裂成平齐状。在肾单位慢性损害，长期少尿或无尿的情况下，由颗粒管型或细胞管型等长期滞留肾小管中演变而来，是细胞崩解的最后产物，也可由发生淀粉样变性的上皮细胞溶解后逐渐形成。它的出现提示肾小管的严重病变，预后差。可见于慢性肾小球肾炎晚期、肾功能不全及肾淀粉样变性时，也可在肾小管炎症和变性、肾移植慢性排异反应时见到。

（七）其他管型

1. 细菌管型

管型中含有大量细菌。在普通光学显微镜下呈颗粒管型，可借助相差及干涉显微镜仔细识别，常见于肾脓毒性疾病。

2. 真菌管型

管型中含有大量真菌。可见于真菌感染时，但辨认困难，常需用细菌学及特殊染色等手段识别。发现此类管型，可早期诊断原发性及播散性真菌感染，对抗真菌药物的监测有一定作用。

3. 结晶管型

管型透明基质中含尿酸盐或草酸盐等结晶。临床意义类似相应的结晶尿。如管型中含小圆形草酸钙结晶时易被误认为是红细胞管型，应注意仔细观察，也可用细胞化学染色来区别。

4. 血小板管型

在弥散性血管内凝血患者尿中可见血小板管型。

5. 胆红素管型

管型中充满金黄色的非晶性的胆红素颗粒称为胆红素管型。

6. 空泡变性管型

肾病综合征并发重症糖尿病的患者尿中，可见到泡沫状的空泡变性管型。

（八）类管型、黏液丝及其他与管型相似的物质

1. 类管型

类圆柱体形态，与管型相似，但一端尖细扭曲或弯曲呈螺旋状。常与透明管型并存，可在急性肾炎患者尿液中见到，与肾血液循环障碍或肾受刺激时有关。

2. 黏液丝

为长线条形，边缘不清，末端尖细卷曲，可见于正常尿中，如大量存在，常表示尿道受刺激或有炎症反应。

3. 其他

包括非晶形尿酸盐或磷酸盐团、细胞团，其他异物，如棉、毛、麻的纤维、毛发及玻片上的纹痕等，均应与管型鉴别。

四、结晶

尿液中出现结晶称为晶体尿，除包括草酸钙、磷酸钙、磷酸镁铵、尿酸及尿酸盐等结晶外，还包括磺胺及其他药物析出的结晶。尿液中是否析出结晶，取决于这些物质在尿液中的溶解度、pH、温度及胶体状况等因素。当各种促进与抑制结晶析出的因子和使尿液状态维持稳定动态平衡的因素失衡时，可见结晶析出。尿结晶可分成代谢性、病理性两大类。代谢性结晶多来自饮食，一般无重要临床意义。

（一）尿内常见的结晶

1. 磷酸盐类结晶

包括无定形磷酸盐、磷酸镁铵、磷酸钙等。常在碱性或近中性尿液中见到，可在尿液表面形成薄膜。三联磷酸盐结晶无色、透明、闪亮，呈屋顶形或棱柱形，有时呈羊齿草叶形，加乙酸可溶解，一般在正常代谢中产生。如果长期在尿液中见到大量的磷酸钙结晶，应与临床资料结合考虑是否患有甲状旁腺功能亢进、肾小管性酸中毒或因长期卧床骨质脱钙等。感染引起结石时，尿中常出现磷酸镁铵的结晶。

2. 草酸钙结晶

为八面体，无色方形，闪烁发光，有两条对角线互相交叉，有时呈菱形。不常见的形态

为哑铃形或饼形，应与红细胞区别。结晶溶于盐酸但不溶于乙酸，属正常代谢成分，但又是尿路结石的主要成分之一。如草酸盐排出增多，患者临床表现出尿路刺激症状（尿痛、尿频、尿急）或有肾绞痛并发血尿，应注意有患尿路结石症的可能，患者尿中偶尔可见到排出的结晶团。

3. 尿酸结晶

肉眼可见类似红细砂粒，常沉积在尿液容器底层。在显微镜下可见呈黄色或暗棕红色的菱形、三棱形、长方形、斜方形的结晶体，可溶于氢氧化钠溶液。尿酸为机体核蛋白中嘌呤代谢的终产物，常以尿酸或尿酸铵、尿酸钙、尿酸钠的盐类形式随尿排出体外，正常情况下如多食含高嘌呤的动物内脏，可使尿中尿酸增加，但在急性痛风症、小儿急性发热、慢性间质性肾炎、白血病时，因细胞核大量分解，可排出大量尿酸盐。在肾小管对尿酸的重吸收发生障碍时也可见到高尿酸盐尿。

4. 尿酸铵结晶

黄褐色不透明，常呈刺球形或树根状，为尿酸与游离铵结合的产物。尿酸铵结晶可在酸性、中性、碱性尿中见到，正常人尤其是小儿（新生儿、乳儿）尿中易见。尿液放置时间过长后见到此结晶多无意义，如果出现在新鲜尿中应考虑可能存在膀胱的细菌感染。

（二）其他病理性结晶

1. 胱氨酸结晶

为无色、六边形、边缘清晰、折光性强的薄片状结晶，由蛋白分解形成，在尿沉淀物中少见。其特点是不溶于乙酸而溶于盐酸，能迅速溶解于氨水中，再加乙酸后结晶可重新出现。胱氨酸结晶可于先天性胱氨酸代谢异常时大量出现。

2. 亮氨酸与酪氨酸结晶

尿液中出现的亮氨酸与酪氨酸结晶，为蛋白质分解产生。亮氨酸结晶为淡黄色小球形油滴状，折光性强，并有辐射及同心纹，特性为不溶于盐酸而溶于乙酸。酪氨酸结晶为略带黑色的细针状结晶，常成束成团，可溶于氢氧化钠而不溶于乙酸。这两种结晶不见于正常尿中，可见于有大量的组织坏死的疾病，如急性重型肝炎、急性磷中毒患者尿中，在糖尿病性昏迷、白血病或伤寒等患者尿液中也可能出现。

3. 胆固醇结晶

在尿沉淀物中很少见胆固醇结晶，如有，则多在尿液表面成薄片状。胆固醇结晶形态为缺角的长方形或方形，无色透明，可溶于氯仿、乙醚。胆固醇结晶常在乳糜尿中看到，偶见于脓尿中。

4. 胆红素结晶

镜下观察外形为黄红色成束针状或小块状结晶，由于氧化，有时可呈非结晶体色素颗粒，加硝酸后因被氧化成胆绿素而成绿色，可溶解于氢氧化钠或氯仿中。可见于黄疸、急性重型肝炎、肝癌及磷中毒等患者的尿中。

（三）药物结晶

随着化学治疗的发展，尿中可见药物结晶日益增多。

1. 放射造影剂

使用放射造影剂（如碘造影剂、尿路造影剂等）时患者如并发静脉损伤，可在尿中发现束状、球状、多形性结晶。尿比重可明显升高。结晶溶于氢氧化钠溶液，但不溶于乙醚、氯仿等有机溶剂。

2. 磺胺类药物结晶

某些磺胺类药物在体内乙酰化率较高，易在酸性尿中析出结晶，引起血尿、肾损伤，甚至尿闭。磺胺嘧啶结晶为棕黄色不对称的麦秆束状或球状。磺胺甲基异噁唑结晶为无色透明、长方形（或正方形）的六面体，似厚玻璃块，厚度大，边缘有折光阴影，散在或集束成"+""×"形等排列。

3. 解热镇痛药

退热药如阿司匹林、磺基水杨酸也可在尿中出现双折射性斜方形或放射性结晶，应加以注意。

此外，由于新药日益增多，也有一些可能在尿中出现结晶，但尚未被人识别。因此，对尿中出现异常结晶应多加研究，以识别其性质及来源。

五、其他成分

1. 脂肪球

肾上皮细胞、白细胞发生脂肪变性，尿中可见发亮的大小不等的小滴（不足以形成乳糜尿），可被苏丹Ⅲ染色，多见于肾病综合征。

2. 细菌

正常人的尿液自形成到储存在膀胱中，这一阶段是没有细菌的，检出的少量细菌，主要来自外生殖器。尿液是一种很好的培养基，放置后有利于细菌的生长繁殖，在夏季更为明显。因此，尿液的细菌检查如不用无菌手段采取新鲜尿液并立即进行检查是没有临床意义的。

3. 真菌

糖尿病患者、女性尿及碱性尿中有时可见酵母样真菌。一般无色，大小为 $2.5 \sim 5.0 \ \mu m$ 的椭圆或圆柱形，有时有芽生孢子而群集。念珠菌还可见到假菌丝。

4. 寄生虫

阴道毛滴虫多见于女性尿中，也可偶见于男性尿中，一般为感染所致。无色，大小为 $10 \sim 30 \ \mu m$，呈纺锤状，有鞭毛，在夏季新鲜尿中可见运动活跃，如失去活力且形体较小者，应与白细胞进行鉴别。

5. 精子

多见于男性遗精后及前列腺炎患者的尿中，也见于性交后的两性尿中。

（王　芳）

第三章

粪便一般检验

正常情况下，每日排便量为100~200 g。粪便由未消化食物（如纤维素）、脱落的肠道上皮、肠道细菌、胃肠道分泌物（如消化酶）、胆色素、电解质和水组成。粪便物质在大肠内移动较慢，因此，从大肠、小肠到最后形成粪便排出，一般需18~24小时。

小肠的功能包括食物消化和吸收，大肠的功能主要是水、钠和氯化物吸收。每日约9 000 mL来自食物、水、唾液、胃分泌物、胆汁、胰腺分泌物和小肠分泌物的液体进入胃肠道。实际上每日只有500~1 500 mL液体进入大肠，最终随正常粪便排出约150 mL液体。因大肠吸收水分能力有限（最多2 700 mL），如大肠中液体量超过吸收能力，会引起水样便（腹泻）。同样，如水的吸收被抑制或吸收时间不够，也会引起腹泻。静止的肠内容物（或肠蠕动减低）会引起水分吸收增加，导致便秘。便秘者常有排便困难和排便疼痛，其粪便经常又小又硬，呈球形。

大肠内肠道细菌发酵产生肠道气体，一般每日产生400~700 mL气体。某些碳水化合物不能被肠道酶完全消化（如咖啡豆），而易被肠道细菌代谢，产生大量气体。气体产生增加并进入粪便，导致泡沫样便和漂浮粪便，可以是正常的，但常由乳糖不耐症和脂肪泻患者产生。

第一节　理学检查

粪便理学检查主要包括颜色、硬度和形状、黏液、气味等方面。这对消化系统疾病的诊断、病情观察和疗效判断有一定帮助。

一、颜色

胆汁使正常粪便呈棕色。结合胆红素作为胆汁分泌入小肠后，水解为未结合胆红素。肠道厌氧菌将其分解为3种无色四吡咯，称为尿胆素原（包括粪胆素原、中胆色原和尿胆原）。尿胆原在肠道内自然氧化成尿胆素（呈橙棕色）或粪胆素和中胆色素，并使粪便着色。当胆汁分泌入小肠部分或全部受到抑制时，粪便颜色会发生改变。呈苍白或黏土样便，称为无胆色素粪便，是肝后梗阻的特征。但使用硫酸钡评价胃肠道功能时，也可使粪便呈上述相同的颜色（如钡剂灌肠）。某些消化产物、药物或血液也可使粪便呈不常见颜色。

二、硬度和形状

粪便硬度从稀薄、水样便（腹泻）到小的、硬块状（便秘）。正常粪便通常是成形块状，软便提示粪便中水分增加。软便可能是正常的，也可能与药物或胃肠道疾病有关。病史有助于决定患者粪便是否有显著变化。不消化食物或气体可导致粪便量大，粪便中也可有不消化食物，如果皮、蔬菜或肠道寄生虫。正常粪便为成形、圆柱状；细长、带状粪便提示肠道梗阻或肠腔狭窄。

三、黏液

正常粪便中没有半透明凝胶状黏液。当有黏液出现时，量可多可少，从少量到大量黏液（如绒毛状腺瘤）。黏液与肠蠕动或便秘时受压有关，也与结肠炎、肠结核、溃疡性憩室炎、痢疾、肿瘤和直肠炎等胃肠道疾病有关。

四、气味

正常粪便气味由肠道菌群代谢产物产生。如正常菌群遭破坏或食物进入而使菌群发生显著变化时，粪便气味也会发生明显变化，如脂肪泻因细菌分解未消化脂肪而导致独特臭味。

（刘雅菲）

第二节　显微镜检查

用粪便混悬液涂片进行显微镜检查，可帮助鉴别腹泻原因或进行脂肪泻筛查。通过显微镜检查可鉴别白细胞和未消化食物，如脂肪、肌肉纤维和蔬菜纤维。尽管这些检查只是定性的，但操作方便，且可提供有助于诊断的信息。

一、细胞

1. 红细胞

正常粪便中无红细胞，肠道下段炎症（如痢疾、溃疡性结肠炎、结肠癌等）或出血时可见红细胞。阿米巴痢疾患者粪便中红细胞多于白细胞，成堆出现，并有残碎现象。细菌性痢疾患者粪便中红细胞少于白细胞，分散存在，形态正常。

2. 白细胞

粪便中有白细胞或脓液（一种包含白细胞的排泄物）有助于腹泻的鉴别诊断。通常，当肠壁感染或有炎症时，粪便白细胞见于炎性排泄物中。如黏膜壁没有受累，通常粪便中没有白细胞。正常情况下，粪便中没有白细胞。因此，少量白细胞（每高倍视野1~3个）也提示有侵袭性感染和炎症发生。为保证粪便白细胞鉴别，湿片可用瑞氏或亚甲蓝染色。粪便白细胞可直接检测，也可间接检测。直接测定法是使用闪烁扫描术对自体放射性标记的白细胞进行扫描。该法需先收集患者血液，再用^{111}铟或^{99}锝标记纯化的白细胞，最后经成像来定位标记的白细胞。该法能识别炎症的解剖位置，但比较贵且有侵入性，需专业人员操作，实用性较差。直接测定法与内镜下组织学发现相关性很好，主要用于炎症性肠病的诊断。

另一种半定量评估胃肠道白细胞数量的方法是对粪便标本中的白细胞做亚甲蓝染色，然后计数。健康人粪便中无白细胞，当有侵袭性胃肠道感染时白细胞可增高，特别是志贺菌、沙门菌、侵袭性大肠埃希菌和阿米巴感染等会使粪便中中性粒细胞分叶核增高，而伤寒感染粪便中单个核白细胞会增高。非感染原因，如 IBD 也可导致粪便白细胞增高。与霍乱弧菌、致病性大肠埃希菌导致的腹泻一样，先天性和病毒性腹泻的粪便中几乎没有白细胞。在一项采用志贺菌、沙门菌、霍乱弧菌、侵袭性大肠埃希菌或病毒诱导健康人腹泻的试验研究中发现，粪便白细胞计数对细菌性与非细菌性腹泻鉴别的特异性为 89%。

住院引起感染性腹泻的最常见原因是艰难梭菌，但很难与其他疾病相鉴别。与艰难梭菌毒素检测相比，粪便白细胞检测在区分艰难梭菌感染与其他原因引起的感染能力有限，诊断灵敏度只有 10%。另外，Savola 等证实，粪便白细胞检测的诊断灵敏度在住院（25%）和门诊患者（57%）之间有显著性差异，诊断特异性分别为 87% 和 89%，住院患者如此低的灵敏度提示粪便白细胞检测能力有限。

粪便白细胞亚甲蓝染色镜检相对快速和便宜，但需技术人员和特殊标本采集与处理，且解释主观，不适于现代实验室自动化检测。

3. 巨噬细胞

巨噬细胞体积常大于白细胞，细胞核较大且偏位，见于细菌性痢疾。

4. 脂肪（定性）

肉眼可见粪便中脂肪增加，可用显微镜和化学方法进行确认。脂肪泻（粪脂肪排出量每日在 7 g 以上）是消化不良或吸收不良的常见特征。虽可用显微镜做粪脂定性试验，但粪脂定量检测常作为脂肪泻的诊断依据。简单的玻片定性法可用来检测粪脂。将粪便与苏丹Ⅲ、Ⅳ或油红 O 混匀染色，中性脂肪（三酰甘油）显示特征性橙色到红色。健康者粪便中性脂肪球<60 个/HPF。

在另一张玻片上，在粪便上滴加乙酸进行酸化，并加热、加染液，可用作总粪脂含量的估算［中性脂肪+脂肪酸+脂肪酸盐（肥皂）］。酸化水解脂肪酸盐成脂肪酸，加热使脂肪酸与染液结合。因正常粪便中有脂肪酸和脂肪酸盐，因此玻片上观察到的橙红色脂肪球数量增加。正常情况下脂肪球<100 个/HPF，直径不超过 4 μm（约为红细胞大小的一半）。当脂肪球数量增加和体积增大（如 40~80 μm）时常提示脂肪泻。

评估两张玻片所得结果常可鉴别消化不良和吸收不良。中性脂肪量正常（第一张玻片）而总脂量增加（第二张玻片）说明初级脂肪酸和脂肪酸盐增加，提示小肠不吸收所致吸收不良。仅第一张玻片中性脂肪量增加，提示消化不良。

二、病原体

感染性腹泻是感染性胃肠炎发病的主要原因。全球每日估计有 2 200 名儿童因胃肠道感染而死亡，主要为发展中国家。美国每年估计有 1.8 亿人有胃肠道感染，至少有 47.4 万人因此而住院，至少有 5 000 人因此而死亡。各类微生物均可引起胃肠道感染，包括寄生虫、病毒和细菌。这些微生物可通过污染食物、水源和通过人人接触或环境传播而感染或可因抗生素治疗继发菌群失调所致。

引起感染性胃肠炎的病因学鉴定既费力又费钱，且许多常用方法学的分析灵敏度欠佳。习惯上，病原菌通过常规细菌培养、核酸检测或抗原检测而鉴别，病毒通过核酸检测或抗原检测而鉴别，寄生虫通过抗原检测和显微镜检查、特殊染色而鉴别。这些检测方法中，有些方法可在几小时内完成，但有些方法需几日时间，并且比较昂贵，需一定的实验室资源和专业技术。最近，美国食品药品管理局批准了多种类复合核酸检测试剂盒，可用于细菌、病毒和寄生虫的鉴别。

许多非感染性疾病，如炎症性肠病（如溃疡性结肠炎和克罗恩病）、胃肠道肿瘤、肠易激综合征和食物过敏/不耐受等均可出现与感染性胃肠炎非常相似的症状。一种能快速鉴别感染性和非感染性胃肠炎、阴性预测值很高的生物标志物将有益于患者的临床分诊，而且理想的生物标志物还能快速地鉴别细菌、病毒和寄生虫。在病因学鉴别前，临床医师可能还要识别哪些患者需要住院，做适当的病原学鉴别，开始最佳治疗或维持措施或采取适当的感染预防措施。该标志物有助于活动性、感染性患者的检测，以减少无症状寄生引起的潜在假阳性，减少不必要的住院费用，预防患者发病和避免做更多的侵入性检查。

（一）肠道寄生虫

肠道寄生虫为感染人类和其他动物胃肠道的寄生虫。可寄居于全身，主要寄居于肠壁。寄生虫可由口进入肠道，通过未煮过或未清洗过的食物、被污染的水源或手或皮肤接触被幼虫感染过的土壤。有时，也可通过吻肛性行为传播。寄生虫进入肠道，在此繁殖并产生症状。如儿童接触感染土壤，如沙箱和学校操场后，没有彻底清洗就特别容易感染。发展中国家由于饮用可能被胃肠道寄生虫污染的水源而感染。肠道寄生虫主要类型为原虫和蠕虫。原虫包括隐孢子虫、微孢子虫和等孢子球虫，这些原虫最常见于 HIV 感染者。这些寄生虫的每一种都可感染消化道，有时可有两种或以上的寄生虫同时感染。肠道寄生虫可通过蠕虫感染使其宿主受害而致病。见到肠道寄生虫成虫，哪怕很少也可作出诊断，相反，若未见到肠道寄生虫成虫，有两种常用检测方法可协助诊断，如收集粪便标本检查寄生虫虫卵或幼虫或将黏纸贴在肛门周围来检查寄生虫虫卵。

寄生虫对人体的危害，主要是作为病原体直接引起寄生虫病或作为疾病传播媒介间接引起寄生虫病。寄生虫病对人体健康和畜牧业危害十分严重。在占世界总人口 77%的广大发展中国家，特别是热带和亚热带地区，寄生虫病仍广泛流行，威胁着儿童和成人的健康，甚至生命。寄生虫病的危害仍是普遍存在的公共卫生问题。肠道原虫和蠕虫感染威胁人类健康，包括阿米巴病、蓝氏贾第鞭毛虫病、蛔虫病、鞭虫病、钩虫病、蛲虫病等，还有一些地方性肠道蠕虫病，如猪和牛带绦虫病等。在亚洲、非洲、拉丁美洲等地区，特别是农业地区，采用污水灌溉和使用新鲜粪便作为肥料，都有利于肠道寄生虫病的传播。在营养不良的人群中，肠道寄生虫病更严重，并影响其健康。在不发达地区，尤其是农村，多种寄生虫混合感染也是常见的。肠道寄生虫病发病率已被认为是衡量一个地区经济文化发展的基本指标。寄生虫病是阻碍不发达国家发展的重要原因之一。

在经济发达国家，寄生虫病也是公共卫生的重要问题。许多人兽共患寄生虫病给经济发达地区的畜牧业造成很大损失，也危害人群健康。此外，一些原本不被重视的寄生虫病，如弓形虫病、隐孢子病、肺孢子虫病等与艾滋病有关的原虫病，在一些经济发达国家开始流行。

随着人类活动范围的扩大，不可避免地将许多本来和人类没有接触或极少接触的寄生虫从自然界带到居民区，造成新的公共卫生问题；人类交往越频繁，本来在别国危害性很大的寄生虫病或媒介节肢动物会输入本国，并在一定条件下传播流行；现代工、农业建设所致的大规模人口流动和生态平衡破坏，也可引起某些寄生虫病流行；长期使用免疫抑制剂可造成医源性免疫受损，使机会致病性寄生虫异常增殖而致病，这些寄生虫正以新的形式威胁人类。

在人体肠道内寄生的寄生虫所致疾病统称为肠道寄生虫病。常见的有蛔虫、钩虫、蛲虫、绦虫、鞭虫、阿米巴原虫、贾第鞭毛虫和阴道毛滴虫等。肠道寄生虫种类众多，在人体内寄生过程复杂，引起的病变也并非局限于肠道。依据感染寄生虫的种类和部位，以及人体宿主免疫状况、临床症状和体征可作出疾病诊断。

寄生虫病，如蛔虫病、钩虫病、类圆线虫病和鞭虫病可通过显微镜下检查粪便中有无蠕虫幼虫或虫卵而诊断。随着分子生物学技术的发展，PCR、PCR-ELISA 和基因芯片技术正逐渐用于寄生虫的检测，已成为最灵敏和特异的检测方法。目前，采用分子生物学技术可检测的肠道寄生虫有卡氏肺孢子虫、阿米巴原虫、蓝氏贾第鞭毛虫和细粒棘球绦虫。

1. 蛔虫

蛔虫病常通过粪便或呕吐物中的虫卵作出诊断。因为蛔虫能产大量虫卵，所以只要用一张或两张粪便涂片就可作出诊断。有几种浓缩或增加可见度的方法用于新鲜粪便涂片显微镜检查虫卵，如乙醚沉淀法或加藤法。幼虫性肺病时可在胸腔积液中找到幼虫。白细胞计数显示嗜酸性粒细胞增高，但这对蛔虫病来说是非特异性的。X 线下显示长 15~35 cm，充盈缺损，有时候带弯曲的外观的蛔虫，含小而圆的虫卵。

2. 十二指肠钩虫

早期感染时，粪便镜检查不到虫卵，但十二指肠钩虫病诊断还是取决于粪便镜检发现特征性钩虫卵。感染早期症状是肛周有幼虫蠕动和肛周瘙痒。蠕虫在肠道释放时，虫卵包含一个不分裂的卵子，顺着上消化道到达肠道，卵子发育，随粪便排出的卵子是一个分裂的卵子，常含 4~8 个卵细胞。因为钩虫卵和美洲板口线虫卵很难鉴别，所以两者鉴别应进行培养，使其孵出幼虫。如粪便标本放置 1 日以上或炎热环境下，幼虫会很快孵化，此时，钩虫与类圆线虫幼虫难以鉴别。两种幼虫虽在镜下可鉴别，但常规工作中不做。除内镜检查、外科手术或尸检外，成虫虽然罕见，但只要发现，就可基于口腔前庭、头、食管间隙长度进行鉴别，十二指肠钩虫幼虫的口腔前庭较长，而类圆线虫幼虫的口腔前庭较短。研究发现，PCR 检测可作为粪便十二指肠钩虫正确诊断的方法。

3. 鞭虫

鞭虫前端有一个狭窄的食管末端，后端有一个短而厚的肛门。呈粉红色或白色的蠕虫穿过黏膜层，并通过纤细的前末端黏附宿主，吸食组织分泌物。雌虫大于雄虫，长度分别为 35~50 mm 和 30~45 mm。雌虫有一个钝而圆的后末端，雄虫有一个弯曲的后末端。虫卵特征是呈桶状、棕色，两极突起。

4. 蛲虫

蛲虫是一种常见寄生虫，主要寄生于人体盲肠，一般在体内存活 4 周，儿童感染率居高，城市大于农村，主要通过手感染蛲虫卵后，经口传入体内，具有易治难防的特点，症状为肛门瘙痒。虫卵自虫体排出时，卵内已有一蝌蚪形幼虫。

5. 裂头绦虫

粪便中虫卵镜检是特异性诊断的基础。通常有大量的虫卵，无须浓集就可证实。检查粪便中排出的孕节也有诊断价值。尽管识别虫卵和孕节的种级有困难，但种级鉴别几乎没有临床价值，因为像肠道内大多数成虫一样，该种的所有绦虫都对同一种药物敏感。

6. 类圆线虫

类圆线虫病的诊断依赖于粪便或十二指肠液中幼虫的镜检（呈杆状，有时呈丝状）。但粪便直接镜检常不灵敏。可用直接浓缩（甲醛—乙酸乙酯）、贝尔曼漏斗分离、Harada-Mori滤纸分离培养和琼脂培养后，再用显微镜进行检查，以提高检测灵敏度。培养技术是最敏感的，但不常用。应马上检查新鲜的粪便标本，因十二指肠钩虫卵冷却后孵化，其幼虫很难与类圆线虫区别。粪便类圆线虫检查，约70%的结果是阴性的。若怀疑感染，应多次采集粪便和做十二指肠活检。患者痰液也可检出幼虫。

7. 贾第鞭毛虫

根据美国疾病预防与控制中心的要求，检测粪便中贾第鞭毛虫表面抗原是目前诊断贾第鞭毛虫病的首选方法，比显微镜检查更敏感。粪便三色染色是另一种用于贾第鞭毛虫检测方法。镜检可查粪便中贾第鞭毛虫活动的滋养体或卵圆形包囊。也可采用吞线试验（肠内试验），让患者吞下附有细线的胶囊，细线固定在患者脸颊上，然后拉出胶囊，并在生理盐水中漂洗，使滋养体释放至生理盐水中，再用显微镜检查生理盐水中的滋养体。现可用ELISA方法进行贾第鞭毛虫的检测，检出率可达到90%以上。因贾第鞭毛虫检测比较困难，常导致误诊，所以1周内应做数次检查。

8. 结肠小袋纤毛虫

结肠小袋纤毛虫有滋养体和包囊两个发展阶段。滋养体呈椭圆形、球形，典型的长30~150 μm，宽25~120 μm，是人体内最大的寄生原虫，有一大一小两个核，通常两个核均可见，大核很大，呈腊肠形，小核不明显，滋养体不具传染性，但可通过二次分裂进行繁殖。包囊很小，呈球形，直径为40~60 μm，和滋养体表面覆盖纤毛不一样，包囊有一个厚的细胞壁，不能运动和繁殖，是该寄生虫引起感染的形式。结肠小袋纤毛虫病的诊断很复杂，因为患者的症状可有可无，若患者有腹泻，有相关接触史，如旅行史、肛交史等，就可考虑诊断为结肠小袋纤毛虫病。另外，可通过粪便或组织标本的镜检作出诊断。

9. 痢疾阿米巴

痢疾阿米巴可通过粪便标本进行诊断，但不可能仅凭显微镜就与其他物种区分。新鲜粪便制片中可查见滋养体，普通粪便标本中可查见包囊。也可使用ELISA法或RIA法进行检测。

10. 结肠内阿米巴

结肠内阿米巴滋养体可通过宽而呈锥形的伪足得以鉴别。但包囊大小与痢疾阿米巴类似，易误认为痢疾阿米巴，其成熟的包囊中有8个核是鉴别要点。

11. 隐孢子虫

许多水处理厂用传统过滤技术处理来自河流、湖泊和水库的生水作为公共饮用水。直接过滤颗粒含量低的水处理，包括凝结和过滤，但不包括沉淀。其他常见的过滤处理，包括慢沙滤池、硅藻土过滤器、去除99%隐孢子虫的滤膜等。滤膜式、滤袋式和盒式过滤器可特异性地去除隐孢子虫。隐孢子虫对氯消毒剂高度抵抗，但足量的二氧化氯和长时间臭氧处理，隐孢子虫会失活。研究发现，紫外线能杀灭隐孢子虫，而低剂量紫外线处理不能使隐孢子虫失活。粪便标本镜检可见卵母细胞，但易与外形上相似的其他物体混淆。大多数隐孢子虫大小为3~6 μm，有些稍大。现可通过联机系统和实时监测技术检测隐孢子虫。饮用水最易被隐孢子虫污染，最安全的做法是把饮用水煮开。

12. 等孢子球虫

镜下呈大而形状典型的卵囊，是等孢子球虫诊断的基础。因卵囊排出可能是少量和间歇性的，推荐对粪便进行重复多次检查或浓缩后再查。若粪便检查结果阴性，需行十二指肠活检或行吞线试验（肠内试验）。湿片上卵囊可用微分干涉相差显微镜和荧光显微镜观察。也可用改良抗酸染色进行染色。

（二）细菌

某些细菌性疾病可通过粪便培养来检测，也可检测细菌的毒素，如艰难梭菌。

1. 霍乱弧菌

霍乱弧菌通过污染水和食物而致病，患者和携带者为传染源。从 2002 年开始，霍乱在我国总体处于低发水平，局部地区时有疫情暴发，以食源性感染为主，特别是因摄入污染霍乱弧菌的水产品所致，除 O_1 群 EL Tor 型菌株流行外，O_{139} 群霍乱弧菌也持续引起散发或爆发。

2. 痢疾志贺菌

正常粪便标本并非无菌，所以应使用选择性培养基进行志贺菌培养。如接种木糖赖氨酸脱氧胆盐琼脂、二氯乙酸钠琼脂或 HE 琼脂。若非乳酸发酵菌生长，呈无色菌落。接种三糖铁琼脂斜面显示碱性斜面和酸性斜面，但不产气或 H_2S。使用用户身份识别卡接种后，培养物没有动力，也不产 H_2S。在生长的 SIM 试管中加入柯氏试剂显示无吲哚形成（2、7 和 8 血清型会产生吲哚）。福氏志贺菌表现为葡萄糖产酸产气；宋内志贺菌表现为甘露醇和鸟氨酸阳性，乳糖迟发酵（ONPG 阳性）；某些志贺菌种可产吲哚。

3. 致病性大肠埃希菌

大肠埃希菌是革兰阴性、兼性厌氧和非芽孢菌。细菌呈杆状，长约 2.0 μm，宽约 0.25～1.00 μm。可在不同基质中生长，厌氧条件下利用混合酸发酵产乳酸、琥珀酸盐、乙醇、醋酸盐和二氧化碳。大肠埃希菌的最优生长温度是 37 ℃，但有的实验菌株可在高至 49 ℃ 环境下繁殖。可使用多种氧化还原反应在有氧或无氧呼吸环境下生长。有鞭毛菌株是能动的，有周身鞭毛。大肠埃希菌和相关细菌有通过细菌接合、转导或转移 DNA 的能力，将遗传物质通过种群进行水平传递。此过程导致编码志贺毒素基因从志贺菌传递到由噬菌体保持的大肠埃希菌 O_{157}：H_7 中。大肠埃希菌有致病性和非致病性之分。非致病大肠埃希菌是肠道正常菌群；致病性大肠埃希菌则能引起食物中毒，又进一步分为侵袭性和产毒素性大肠埃希菌。前者引起的腹泻与痢疾相似，常称为急性痢疾型；后者引起的腹泻为胃肠炎，常称为急性胃肠炎型。产毒素性大肠埃希菌产生的肠毒素，分为耐热毒素和不耐热毒素。前者加热至 100 ℃ 经 30 分钟尚不能被破坏，后者加热至 60 ℃ 仅 1 分钟就能被破坏。土壤、水源受粪便污染后可含致病性大肠埃希菌，易引起婴儿感染。因带菌食品加热不彻底或生熟食交叉或熟食污染，也可引起食物中毒。

4. 副溶血弧菌

副溶血弧菌是一种嗜盐菌，多因摄入污染的海产品所致，我国沿海地区夏季散发和暴发事件较多。常见副溶血弧菌血清型为 O_3：K_6，O_1、O_4：K_{68}，O_1：K_{25}，O_3：K_{29} 和 O_1：K_{56} 等。河弧菌、拟态弧菌、创伤弧菌等也能引起感染性腹泻。

5. 沙门菌

沙门菌是人兽共患菌，有 2 500 多个血清型，以鼠伤寒和肠炎沙门菌最多见，一年四季都有发病。污染动物、植物、加工食品和水源都能引起感染，常有食源性暴发。患者所分离菌株常有多重耐药。我国沙门菌是感染性腹泻最常见的病原菌，也是食物中毒暴发最常见的病原菌。

6. 弯曲菌

弯曲菌是人兽共患菌，通过未煮熟的肉类、污染的蔬菜、牛奶和水源传播。弯曲菌感染后腹泻常为脓血便，部分患者会发生严重并发症，如吉兰—巴雷综合征、反应性关节炎和肠易激综合征。

7. 气单胞菌和类志贺邻单胞菌

广泛分布于淡水中，能引起感染性腹泻，通过污染淡水产品而感染，也有水产养殖从业人员感染的报道。

8. 蜡样芽孢杆菌

蜡样芽孢杆菌为条件致病菌，部分菌株能产肠毒素，以突发恶心、呕吐为主或以腹痛、腹泻为主。呕吐型多与食用未冷藏剩饭有关，腹泻型多与进食加工处理不当的食物有关。

9. 产气荚膜梭菌

产气荚膜梭菌属厌氧菌，A 型菌产生的肠毒素导致腹泻，B 毒素可致坏死性肠炎。食源性感染常与室温下保存时间较长的动物性食物有关，如肉汤类食品。产气荚膜梭菌也是部分抗菌药物相关性腹泻的病原菌。

10. 小肠结肠炎耶尔森菌

广泛分布于自然界，能产耐热性肠毒素，因摄入被该菌污染的食物而引起肠炎。该菌在 4 ℃左右也能生长，长时间冷藏的食品食用前如不彻底加热，有感染小肠结肠炎耶尔森菌的危险。

11. 艰难梭菌

在检测艰难梭菌前，常由结肠镜或乙状结肠镜检出。结肠或直肠黏膜出现伪膜时应高度怀疑艰难梭菌感染，但不能作出病情诊断。伪膜由炎性碎片、白细胞组成的渗出物沉着所致。尽管可用结肠镜和乙状结肠镜检查，但粪便检查艰难梭菌是一线诊断方法。常检测毒素 A 和毒素 B 两种毒素。此试验不是 100%正确，重复检测仍有相当高的假阴性率。

细胞毒性试验：艰难梭菌毒素在细胞培养时有一个细胞病变效应，用特异的抗血清观察中和作用。在选择性培养基上进行产毒素培养，是最敏感和特异的试验，但仍比较耗时且费力。

（三）病毒

病毒也可引起成人和婴幼儿腹泻，粪便中检出病毒，如轮状病毒结合患者腹泻、腹痛等临床表现即可诊断。

1. 轮状病毒

一般在严重腹泻的胃肠炎诊断时才进行轮状病毒的检测。因胃肠炎入院的大多数儿童会进行轮状病毒 A 检测，若儿童粪便中检出该病毒就可作出轮状病毒 A 感染的特异性诊断。在研究型实验室中，采用电镜和 PCR 检测轮状病毒，逆转录聚合酶链反应可检测和确定人轮状病毒的所有种类和血清型。

2. 诺如病毒

常规 PCR 或定量 PCR 是诊断诺如病毒的特异性方法，几小时内可出结果。方法非常敏感,可检测少至 10 个病毒颗粒。有检测诺如病毒株混合物抗体的试剂盒,但缺乏特异性和灵敏度。

3. 腺病毒

腺病毒含双股 DNA,平均直径 70 nm,已有 60 多个血清型,还有某些未能分型的腺病毒。腺病毒能在普通培养细胞上生长,粪便中腺病毒仅在选择性细胞上生长,称为肠腺病毒。De Jong 等用限制性内切酶分析肠腺病毒,发现有两种不同的电泳图谱,称为 Ad40 和 Ad41。在病毒性胃肠炎中,肠腺病毒检出率为 5%~14%。

4. 柯萨奇病毒

柯萨奇病毒是一种肠病毒,分为 A 和 B 两类,是一类常见的经呼吸道和消化道感染人体的病毒,感染后会出现发热、打喷嚏、咳嗽等感冒症状。妊娠期感染可引起非麻痹性脊髓灰质炎,导致胎儿宫内感染和致畸。

三、其他有形成分

1. 肌肉纤维

粪便中未消化食物,如肌肉和蔬菜纤维,可通过显微镜鉴别。肌肉纤维呈长方形、有特征性横纹。通常肌肉纤维鉴别和肌肉纤维定性评估可采用类似粪脂定性检查的方法。在做中性脂肪球筛查的第一张玻片上,同时进行肌肉纤维评估,在另一张玻片上加几滴粪悬液,用 10% 伊红乙醇液染色。肌肉纤维量的增加与消化不良、肠道内未消化物快速运送有关。

2. 淀粉颗粒

正常粪便中食物残渣均系消化后无定形细小颗粒,偶见淀粉颗粒和脂肪小滴。淀粉颗粒为大小不等卵圆形颗粒,可用碘染色加以区分。

3. 植物细胞和植物纤维

正常粪便中仅见少量,形态多样,肠蠕动亢进所致腹泻时量会增多。

4. 肠黏膜上皮细胞

小肠、大肠黏膜上皮细胞均为柱状上皮细胞,直肠齿状线处由复层立方上皮细胞和未角化复层鳞状上皮细胞覆盖。生理情况下,少量脱落的柱状上皮细胞多已破坏,故正常粪便中见不到。炎症时,上皮细胞量可增多,呈卵圆形或柱状,两端钝圆,常夹杂于白细胞间。多见于伪膜性肠炎,此外,黏胨样分泌物中也大量存在。

5. 肿瘤细胞

在乙状结肠癌、直肠癌患者血性粪便中有时可见成堆癌细胞。

(刘雅菲)

第三节 化学与免疫学检查

粪便化学与免疫学检查有助于消化道出血、炎症、肿瘤和遗传性疾病的诊断和鉴别诊断。

一、隐血

从口腔(牙龈出血)到肛门(痔疮出血),胃肠道任何部位的出血,粪便中均可检出血液。因粪便中血液是直肠癌常见和早期症状，美国癌症协会建议 50 岁以上人员每年进行筛查。所有胃肠道癌症中，50% 以上是肠癌，早期检测和治疗直接与好的预后相关。除癌症外，牙龈出血、食管静脉曲张、溃疡、痔疮、炎症、刺激肠道黏膜的各种药物（如阿司匹林、铁剂）均可导致粪便中有血。当出血量大时，肉眼观察即可见血液。当下消化道出血时，粪便表面可有鲜血；当上消化道出血时，粪便常呈黑色或褐色。大量血液（50~100 mL/d）可致暗黑色粪便，称为黑粪。粪便黑色是由肠道和细菌酶对血红蛋白降解（血红素氧化）造成。

健康情况下，粪便中每日丢失的血液不超过 2.5 mL（每克粪便约 2 mg Hb）。粪便出血量的增加都有临床意义，需要进一步查明原因。

粪便中少量出血常常是看不见的，称为隐血。影响粪便隐血试验的因素有：①胃肠道出血常是间歇性的；②患者不愿意采集粪便标本。因此，如出血不是发生在标本采集时，那无论采用哪种试验，也许结果都是阴性的。为了能很好地开展粪便隐血试验，样品应方便收集，便于患者配合，使用的隐血试验应既灵敏又特异。

粪便隐血试验也可用于区分病毒性和细菌性胃肠炎。在 FOBT 对炎症性、细菌性胃肠炎效用的荟萃分析发现，受试者工作特征曲线下面积在不发达国家为 0.63，在发达国家为 0.81。研究显示，FOBT 性能略低于粪便白细胞镜检，与粪便乳铁蛋白性能相似。因此，FOBT 不能可靠地用于诊断或排除感染性胃肠炎。

检测粪便隐血的两种主要方法是愈创木酯法和免疫法，可用于下消化道（如结肠）出血性肠癌的筛查。荧光法不常用，主要用于检测上消化道出血。

1. 愈创木酯法

基于血红素的类过氧化物酶活性而设计。含类过氧化物酶和过氧化物酶有血红蛋白、肌红蛋白、细菌过氧化物酶、水果和蔬菜过氧化物酶。

因任何具有过氧化物酶或类过氧化物酶活性物质均可催化反应产生阳性结果，当使用低灵敏指示剂愈创木酯来检测时，应控制饮食，避免：①肉和鱼中肌红蛋白和血红蛋白的类过氧化物酶活性；②水果和蔬菜的天然过氧化物酶。虽然这些试验的灵敏度根据粪便血液浓度和肠道细菌过氧化物酶做过调整，但仍存在假阳性的可能。

许多因素可干扰愈创木酯粪便隐血试验，如粪便标本太多、太少、水、经血或痔疮痂污染。药物也可干扰，如非甾体抗炎药、铁剂、华法林和抗血小板药可导致上消化道出血，导致假阳性结果。抗酸剂和抗坏血酸可干扰化学反应，导致假阴性结果，假阴性结果也可见于：①过氧化氢显色剂过期；②试纸缺陷（如过期）；③检测前粪便标本或试纸储存超期（如>6 日）。

当血红蛋白分解就失去类过氧化物酶活性，用 gFOBT 不能检出。血红蛋白分解可发生于：①肠道内；②粪便标本储存期间；③粪便加在愈创木酯试纸上。研究显示，如试纸上粪便标本在检测前被水合，会出现假阳性结果。因此，美国癌症协会建议，应在标本采集后 6 日内检测，检测前不能脱水。

2. 免疫化学法

使用直接抗人血红蛋白单抗。该方法具有高特异性，且不受 gFOBT 的饮食和药物干扰。当血红蛋白通过消化道时，因消化和细菌酶分解血红蛋白，上消化道（食管、胃）出血用 iFOBT 通常测不出，免疫法对下消化道（如盲肠、结肠、直肠）出血更特异。

许多免疫法粪便隐血试验的采集容器随厂商而不同，样品采集容器加盖后送往实验室。检测可以是自动的，也可以是手工的。检测原理都是抗人血红蛋白抗体与样品中血红蛋白结合，但检测血红蛋白抗体复合物的方法各不相同。

该法优点是无须限制饮食和药物，缺点是费用较贵。因此，iFOBT 检测胃肠道出血特异性较好（低假阳性），但肠癌筛查方案中仍以 gFOBT 为主。

使用血红素定量试验也可完成粪便血液定量检测。该法基于亚铁血红素的化学转换成强烈荧光物质卟啉，该试验能检测和定量粪便中总血红蛋白量，包括完整血红蛋白存在部分，也包括肠道内转化为卟啉的部分。上消化道出血或标本储存过久，粪便中血红蛋白可能由亚铁血红素转化为卟啉形式。因血红素定量检测仅检测亚铁血红素和转化卟啉，所以不受干扰。但红肉等非人源性血红蛋白可导致假阳性结果。血红素定量检测价格昂贵，费时费力。

3. 转铁蛋白

血液糖蛋白与铁结合后成为转铁蛋白，通过与铁结合来控制体液中的游离铁。人类转铁蛋白由 TF 基因编码。转铁蛋白的蛋白质与铁结合非常牢固，但可逆。铁与转铁蛋白结合不足体内总铁的 0.1%（4 mg），是铁池的重要组成，铁池的最高周转率为每 24 小时 25 mg。转铁蛋白分子量约 80 kDa，含两个特异的高度紧密的三价铁结合位点。转铁蛋白三价铁亲和力极高，随 pH 下降，结合力逐渐下降。在没有与铁结合时，称为脱铁运铁蛋白。转铁蛋白在细胞表面遇见转铁蛋白受体时，会与之结合，通过受体介导的胞饮作用运输到细胞内囊泡。囊泡 pH 通过氢离子泵降至 5.5 左右，导致转铁蛋白释放铁离子，受体在胞饮作用周期内被运回细胞表面，准备铁吸收下一个循环。每一个转铁蛋白分子可携带两个铁离子。编码转铁蛋白的基因位于染色体 3q21 上。在铁缺乏和铁超负荷疾病时可检查血清转铁蛋白。转铁蛋白主要存在于血浆中，在健康人粪便中几乎不存在，在消化道出血时粪便中大量存在。同时，转铁蛋白稳定性明显高于血红蛋白。针对上消化道出血，在检测 Hb 的同时检测 Tf，能减少假阴性。用两种免疫学方法同时检测两种抗原，能起到互补作用。当血红蛋白被破坏时，转铁蛋白作为补充检测手段，是临床判断是否存在出血最有价值的方法。对鉴别消化道出血部位也有临床意义。

二、粪脂定量

粪脂定量检测是脂肪泻决定性试验。尽管该化学试验可确认饮食脂肪量的异常，但不能鉴别排泄增加的原因。标本收集前 3 日，包括标本收集期间，患者应控制每日脂肪摄入量在 100~150 g，并应停用泻药、合成脂肪替代品（如零卡油）、无脂肪营养品等。收集标本期间应避免矿物油、润滑剂或乳脂对标本的污染，这会导致假阳性结果。

收集标本期间，患者将 2~3 日所有粪便收集至一个大的预称重的容器中。在实验室内，全部粪便被称重和搅匀（如使用机械混匀器）。匀质化粪便标本采用称重法、滴定分析法或核磁共振光谱法进行脂含量分析。称重法和滴定分析法使用溶剂萃取粪便标本中脂质。在滴定法中，中性脂肪和肥皂在萃取之前被转化成脂肪酸。脂肪酸合成解决方案是萃取和用氢氧化钠滴定。因为滴定法不能完全覆盖中链脂肪酸，测量约占总粪脂含量的 80%。相反，称重法提取和定量所有的粪脂。在磁共振成像中，粪便标本首先用微波干燥，然后用氢磁共振光谱法（1HNMR）分析，该法快而准，与称重参考方法获得结果可比。

粪脂含量以每日排泄多少克脂肪报告，正常成人每日排泄 2~7 g，如脂肪排泄量处于临界或没有采用（如儿童）标准脂肪饮食（每日 100~150 g），需得到一个系数或脂肪残留比例。为确定该参数，需仔细记录饮食摄入量，计算公式为：脂肪残留比例=（饮食脂肪-粪脂）/饮食脂肪×100%。正常情况下，3 岁及以上儿童和成人至少吸收 95% 消化饮食脂肪，吸收率<95%提示有脂肪泻。

三、胎儿血红蛋白检测

此试验即 Apt 试验。来自新生儿粪便、呕吐或者胃管的血液需要调查。这个血液可以来自婴儿消化道或者可能是分娩期间摄取的母体的血液。区别这两个来源是重要的。可以做一个基于抗碱胎儿血红蛋白的血源定性评估。

标本必需包含新鲜血液，如新鲜带血的粪便或被污染的带血的尿布。不能接受黑色的柏油样粪便，因为此时的血红蛋白已转化为血红素。使用 Apt 试验时，用水制作标本（如粪便、呕吐物、胃管液）的混悬液，离心去除带有微粒的粉红色上清液。将 5 mL 粉红色上清液转入两个试管中。第一管用作第二管或碱性管颜色变化的参考。往碱性管中加入 1 mL 氢氧化钠（0.25 mol/L），混匀试管，2 分钟后观察液体颜色变化。如果 2 分钟内最初的粉红色变化为黄色或者棕色，则样品中的血红蛋白是成人血红蛋白。如果仍保持粉红色，则为 HbF。注意每次检测样品必须同时检测质控品。阳性质控品可以用婴儿外周血或脐带血制备，阴性质控品可以用成人血液标本制备。

四、粪便 DNA 检测

PreGen-Plus 试剂盒从粪便中提取并检测人类 DNA，DNA 的变化与癌症有关。这个检测观察人类 DNA 的变化，包括在 APC、KRAS 和 p53 基因中 21 号位点的变化，这个试剂盒也检测 BAT26 基因和所有 DNA 的完整分析，BAT26 基因涉及微卫星的不稳定。

SEPTIN9 是一种由人类 SEPT9 基因编码的蛋白质，它与 SEPT2 和 SEPT7 相互作用。和 AH-NAK、eIF4E 和 SlOOAll 一起，SEPT9 在伪足突出、肿瘤细胞转移和侵袭方面是必不可少的。在大肠癌的筛查方面，检测甲基化的 SEPT9 不是首选的方法。它的特异性和敏感度与粪便愈创木酯试验或者粪便免疫试验相当，而且那些试验应该优先使用。当医生强力推荐结肠镜检查而患者拒绝肠镜检查和其他试验时，这个试验优于根本不做筛查的患者。

五、粪便碳水化合物

当小肠内双糖转化为单糖的酶（双糖酶）不足或缺乏时，双糖就不被吸收，从而进入大肠。因为这些没有水解的双糖是有渗透活性的，导致大量的水滞留在肠腔内，造成渗透性腹泻。

遗传性双糖酶缺乏不常见，但必须在腹泻、体重减轻的婴儿中被考虑和排除。由疾病（如乳糜泻、热带脂肪泻）或者药物（如口服新霉素、卡那霉素）引起的继发性的双糖酶缺乏是一种获得性的疾病，通常影响一个以上双糖，且只是临时的。成人乳糖不耐症常见，尤其在非洲和亚洲人群中。这些人在儿童期时可以充分消化乳糖，但当他们成年时就渐渐丧失消化乳糖的能力。因此，这些患者乳糖的摄取导致胃肠胀气和爆炸性腹泻。肠腔内肠道细菌发酵乳糖，导致这些双糖酶缺陷的临床表现。发酵的结果导致产生大量的肠道气体和特征性 pH 下降的（pH 5.0~6.0）腹泻性粪便。正常情况下，由于胰腺和其他肠道分泌物的原因，粪便是碱性的。用 pH 试纸检测腹泻粪便的上浮物可以快速获得定性的粪便 pH。使用尿糖检测试纸也可筛选腹泻粪便中碳水化合物的存在（或糖的减少）。为了实施粪便中糖类的试纸检测，需要将腹泻粪便的上浮液 1 ∶ 3 稀释。粪便还原物质排出超过 250 mg/dL 被认为是异常的。糖试纸检测阳性提示有还原物质存在但不确定这个物质有分泌。注意这个方法不能检测蔗糖，因为蔗糖不是还原性的糖。要定量或特异性地确认粪便中的糖，必须使用色谱分析或者特殊的化学方法。

决定一种肠道酶缺乏（如乳糖酶缺乏）最多的诊断试验包括肠上皮特异性的组织化学检查。一种较方便的方法是使用特殊的糖（如乳糖、蔗糖）做口服耐量试验。这种口服耐量试验包含由患者摄入一种特殊双糖（如乳糖、蔗糖）的测量计量。如果患者有足量且适当的肠道双糖酶（如乳糖酶），双糖（如乳糖）就会水解成相应的单糖（如葡萄糖和半乳糖），而这些单糖会被吸收进入患者的血流。血糖增加超过患者固定血糖水平 30 mg/dL 以上时，提示酶活性（如乳糖酶）充足；血糖增加低于患者固定血糖水平 20 mg/dL 时，提示酶活性缺乏。

当肠道吸收不充分时粪便中也可以有糖出现。要区分糖吸收不良和糖消化不良，需做木糖吸收试验。木糖是一种不依赖于肝脏或胰腺作用来消化且易在小肠被吸收的戊糖。正常情况下，血液中戊糖不以显著性水平存在，且机体不代谢它。另外，木糖容易通过肾小球过滤屏障而随尿排出。木糖吸收试验包含患者摄入一定剂量的木糖，随后收集一个 2 小时血液标本和一个 5 小时尿液标本。测量血液和尿液中木糖浓度。依据最初口服剂量的大小，成人正常分泌量至少占木糖消化剂量的 16%。

六、粪便乳铁蛋白

乳铁蛋白是在中性粒细胞颗粒中的一种铁结合糖蛋白，存在于各种分泌液中，包括母乳。它的名字来源于它存在于母乳中，它的结构又同源于转铁蛋白。乳铁蛋白在先天性的免疫防御中起着广泛的作用。以中性粒细胞积聚为特征的肠道炎症可导致粪乳铁蛋白水平升高。相反，单核细胞和淋巴细胞浸润不会导致粪乳铁蛋白水平升高，因为这些细胞类型不表达乳铁蛋白。

相对于肠道炎症的其他粪便生物标志物，包括粪白细胞、髓过氧化物酶和白细胞酯酶，乳铁蛋白的主要优点在于它的升高是稳定的。乳铁蛋白相对抵抗冻融循环和蛋白水解，体外 4 ℃保存可稳定 2 周，在急性胃肠感染诊断方面该性能的益处尚不清楚。

可以买到一些商品化的乳铁蛋白试剂盒，包括一种称为白细胞 EZ Vue 的定性免疫色谱侧流分析和定量的 ELISA 法试剂盒 IBD-SCAN。在来自瑞士的区分 IBD 和 IBS 的一项简单的研究中，IBD-SCAN ROC 曲线下面积为 0.84。非炎症性原因的荟萃分析中，乳铁蛋白在 1 ∶ 50 稀释到 "+" 的情况下，ROC 曲线下面积为 0.79，灵敏度为 95%，特异性为 29%。

七、系统性炎症标志物

C 反应蛋白（CRP）和红细胞沉降率是两个描述为系统性炎症的首选标志物。虽然这两个炎症标志物已被广泛普及，且容易操作，但是它们缺乏特异性，限制了其作为感染性胃肠炎标志物的使用。

CRP 是由肝脏相应代表宿主部分炎症反应的白介素 6 合成。它是一种急性时相反应物，部分功能通过激活补体途径体现。20世纪30年代人们就在急性感染不同具有肺炎双球菌C多聚糖病原的人类血清中检测到。CRP可用几种免疫方法检测。根据2014年CAP心脏危险能力验证调查结果，免疫比浊法是现今最普遍使用的方法。近来高敏CRP试剂盒已被独立研发出来，通过混合患者血清与包被CRP抗体的乳胶颗粒来检测。血清中CRP引起乳胶颗粒凝集，导致可通过浊度测定的浑浊，且与CRP浓度成比例。CRP检测准确、便宜，且可在1小时内完成。CRP作为胃肠道炎症标志物的应用主要在儿科进行研究。有关儿童的很多研究评价了血清CRP在区别细菌性和病毒性尤其是轮状病毒引起的胃肠炎中的作用。在这些研究中，CRP ROC曲线下的面积在0.75~0.91，敏感度54%~92%，特异性52%~89%。

相比之下，3项成人胃肠炎的研究表明，CRP ROC曲线下面积在0.75~0.91，诊断细菌性胃肠炎的敏感性为82%~85%，特异性为55%~85%。因此，成人和儿童的CRP数据相似，且CRP在区别细菌性和病毒性胃肠炎的特定临床处理中可能有适度的效用。尽管CRP是一个相对敏感的炎症标志物，但其缺乏特异性，因为它不能区分组织源性的炎症，也不能明确炎症激发因素是自身免疫因素还是感染因素，更不能区分感染病原是细菌还是病毒。

ESR由Edmund Biernacki于1897年描述，像CRP一样，ESR也是一个非特异性的炎症标志物。ESR是1小时内红细胞在玻璃圆柱体内的下降率，然而，最近使用离心的方法在5分钟内即可产生类似的结果。促使沉降的主要血浆因素是纤维蛋白原，其为一种急性时相反应物，而红细胞的静电电荷或Z电位是主要抗沉降的力量。ESR可在各种促炎条件下延长，包括自身免疫性疾病和感染，而ESR减少可能见于某些遗传性红细胞缺陷和充血性心力衰竭。因为使用方便，周转时间快以及与系统性炎症相关，ESR已被评价为胃肠炎的一种标志物。

有关儿童的研究已比较了ESR在区别细菌和病毒性胃肠炎中的诊断价值。在这些研究中，假如为细菌感染，则ESR往往更高，ROC曲线下面积在0.57~0.84。而在研究中，CRP在ROC曲线下面积更大，提示ESR在区别细菌性和病毒性胃肠炎方面不如CRP。

尽管ESR使用历史悠久，但其意义非常有限。首先，ESR可能因性别、年龄、妊娠、血清免疫球蛋白浓度、红细胞形状与浓度，以及干扰物质（如药物）而出现不同的结果。其次，炎症反应的变化与ESR的变化不同步，ESR改变明显滞后，不如CRP。这些因素限制了ESR的再现性和预测值，使得它在大多数处理中不如CRP有用。

八、血清因子

细胞因子的检测是提示胃肠炎的病原体是细菌还是病毒的有用的生物标志物。另外建议可以将细胞因子浓度作为鉴别患者感染胃肠道病原体的广泛的标志物。已经评估了几个血清标本中的细胞因子，包括白介素-6（IL-6）、白介素-8（IL-8）、α干扰素（IFN-α）、γ干扰素（IFN-γ）和肿瘤坏死因子-α（TNF-α）。这些细胞因子在介导和调节细菌和病毒感染的免疫系统应答中起各种重要作用。商品化试剂可用于血清标本细胞因子的检测。

以下几项研究聚焦于应用细胞因子诊断儿童胃肠道感染细菌和病毒的诊断。Yeung等评估了115例患者（包括75例细菌感染和43例病毒感染者）标本，检测了IL-6、IL-8、IFN-α和TNF-α的浓度。与病毒感染者相比，细菌感染者血清中的IL-6和IL-8浓度显著升高。IL-6灵敏度和特异性为75%和91%，而IL-8的值较低，分别为46%和71%。然而，血清中IFN-α和TNF-α在区别细菌和病毒胃肠道感染的评估灵敏度和特异性更低。有关IL-6的这些发现与较小样本人群的其他研究报告相似，敏感度为 79% 和特异性为 86%。血清 IL-8 在区分病原体类型方面的应用同样发现其具有较低的敏感性（50%）和特异性（67%）。2 项独立研究中血清 IL-10 浓度的分析提示，与健康对照相比，无论是细菌还是病毒感染患者 IL-10 均显著升高，但是不能可靠地区分病毒和细菌感染。与 Yeung 等的大样本研究相反，另一项研究（分析 17 例患者病毒性胃肠炎阳性和 14 例患者细菌性胃肠炎阳性）说明，血清 TNF-α 浓度在区分病原体中的敏感度为 78%，特异性为 88%。

用于病原体区分的血清细胞因子评价的研究没有概括证明成人血清 IL-6 效用的数据。然而，Weh 等发现，与细菌感染相比，病毒感染时成人血清 IFN-γ 显著升高，但是敏感度为 67%，特异性为 63%，使用 IFN-γ 作为病原体区别的方法在常规临床使用中是次优的。

区别细菌和病毒胃肠道感染的细胞因子水平的定量分析，还得通过研究获得相同结果予以确认。在某种程度上，许多研究动力不足，这是复杂的事实，血清细胞因子在系统性感染或炎症条件下升高，而在胃肠道感染诊断的情况下可能会特异性地下降。

九、粪便钙网蛋白

钙网蛋白是由 S100A8 和 S100A9 组成的异二聚体蛋白复合物，存在于中性粒细胞、单核细胞和巨噬细胞内，通过胃肠道细菌并与钙和锌结合。钙网蛋白约占中性粒细胞胞质蛋白的 60%，在中性粒细胞激活部位大量流入。粪便钙网蛋白水平与 IBD 患者粪便中铟标记的中性粒细胞浸润相关性较好。粪便钙网蛋白在室温可稳定 7 日，且不被细菌降解。因此，无须特殊标本运送和防腐。

健康人钙网蛋白水平与年龄成反比，年轻人、健康婴儿水平较高。粪便钙网蛋白在 IBD 患者显著升高，且能用于 IBD 疗效监测。粪便钙网蛋白水平检测还能用于区分 IBD 和 IBS。其他疾病也会导致粪便钙网蛋白水平升高，如囊性纤维症、克罗恩病、溃疡性结肠炎、胃肠道恶性肿瘤和风湿性关节炎。

商品化试剂可定量检测粪便钙网蛋白，结果通常报告为 μg/g 粪便或 mg/kg 粪便。

德国的一个大样本多中心的前瞻性研究，对 2 200 例急性胃肠炎成人测定粪便钙网蛋白水平，以判断其在细菌性胃肠道疾病中的作用。经培养确认的 195 例感染标本，检测粪便钙网蛋白水平，病原体阴性的 196 例标本作为对照，研究发现，以粪便钙网蛋白 ≥15 mg/L 作为临界值，对急性细菌性胃肠炎患者的诊断灵敏度为 83%，特异性为 87%。

细菌性胃肠炎患者粪便钙网蛋白水平也并不总是升高。丹麦的一项研究发现，粪便钙网蛋白水平升高的感染性胃肠炎患者，99 例简明弯曲菌培养阳性，140 例空肠弯曲菌培养阳性。其中，感染简明弯曲菌患者相对感染空肠弯曲菌患者来说，其症状更轻，粪便钙网蛋白平均浓度也更低，其中 41 例患者的钙网蛋白水平正常（<50 mg/kg）。

在对儿童病毒性和细菌性胃肠道感染粪便钙网蛋白水平研究中，Chen 等发现 153 例阳性患儿，其中 91 例为病毒性，62 例为细菌性；病毒感染者钙网蛋白（中位数为 89 μg/g）明显低于细菌感染者（中位数为 754 μg/g）。Sykora 等对感染患儿的研究也得出了类似结论，细菌感染者粪便钙网蛋白 ROC 曲线下面积为 0.95，诊断灵敏度为 93%，诊断特异性为 88%。Weh 等发现成人细菌性胃肠道感染患者比病毒感染者粪便钙网蛋白水平显著升高，ROC 曲线下面积为 0.746，诊断灵敏度和特异性分别为 87% 和 65%。

综上所述，粪便钙网蛋白可能是一个除简明弯曲菌外的细菌性胃肠道感染的恰当标志物，但其对病毒感染患者和已知能导致钙网蛋白潜在增高的胃肠道疾病来说不是一个好的标志物。

（刘雅菲）

第四节　自动化检查

粪便检验费时费力，不同人员检测差异较大。近年来，围绕生物安全、提高工作效率、减轻检验人员工作强度、提高检验结果的可比性等问题，国内研制了粪便检验自动化仪器。目前，自动化仪器可实现自动取样、自动稀释、自动搅拌、自动混匀、自动吸样充池、自动对焦拍照、自动图像识别、自动结果判读等功能。但其性能评价在国内外还没有相应的标准，使用过程中应加以注意。

一、有形成分

通过自动取样、自动稀释、自动混匀、自动充池、自动对焦拍照、自动图像识别，能对红细胞、白细胞、寄生虫卵、脂肪滴等成分进行自动定量检测。

应注意取样的代表性、滤网对有形成分的拦截作用、携带污染问题、沉降时间对聚焦影响、沉降时间与检测速度关系等。

二、隐血试验

免疫化学法通常采用板块。取样、稀释、混匀过程与有形成分检查过程完全一致，吸取50~100 μL粪便混悬液滴入板块检测孔中，1分钟后对免疫反应区域自动拍照并与预设结果进行比对，从而判断检测结果。

三、免疫成分

用免疫化学法检测各种病原体的抗原或抗体成分（如轮状病毒）。

（刘雅菲）

第四章

脑脊液检验

人体脑膜、脑室和脉络丛是脑脊液（CSF）形成、成分组成和循环的解剖结构。保护脑和脊髓的有 3 层脑膜：软脑膜、蛛网膜和硬脑膜。脑膜外层是硬脑膜，为致密结缔组织；内层是软脑膜，柔软地覆盖在脑和脊髓上；两者之间是蛛网膜，为一层薄的线状结缔组织膜，附着于软脑膜上。

脑脊髓膜腔位于脑室和蛛网膜下腔之间，是蛛网膜和软脑膜之间的间隙。脑脊液（CSF）由脑室脉络膜丛产生。脑室是脑内 4 个互相连通的腔隙，CSF 循环是通过 2 个侧脑室和 1 个第三脑室，经导水沟到第四脑室，然后从 3 个小孔排入蛛网膜下腔，循环于脑半球和脊髓的周围，最后通过蛛网膜微绒毛和蛛网膜粒重吸收穿过硬脑膜的静脉窦，从蛛网膜半球进入硬膜窦腔和其他静脉结构。CSF 的基础是血浆超滤液，由特定脑膜上皮细胞的微绒毛分泌入脑室。来自脑间质的蛛网膜外液体是 CSF 的另一来源。

脉络膜丛中央是由富含毛细血管的结缔组织组成，外衬表面有许多微绒毛的上皮细胞，微绒毛具有增加表面积、易于分泌和重吸收的作用。上皮细胞由致密的顶膜形成屏障，有助于稳定脑脊液成分。

脑脊液形成机制有 3 个方面，即滤过、分泌和吸收。脉络膜毛细血管内的静水压梯度能促使液体经毛细血管上皮细胞屏障滤入结缔组织，到达上皮细胞内衬。然后，水和溶质通过上皮细胞或顶膜的分泌机制转运，以钠转运为主。选择性代谢物、阴离子、有机物也可重吸收入脑脊液，以除去不良的、潜在的有毒物质。

成人 CSF 参考区间为 100~150 mL，儿童为 60~100 mL，婴儿为 10~60 mL。每日约产生 500 mL，每 5~6 小时完全更新 1 次。

CSF 有很多功能。首先，能防止压力变化，能有效减缓 50~1 500 g 压力对脑部的冲击作用，能保护脑部重要结构免受颅骨的压迫坏死；其次，能保护神经系统，提供稳态化学环境，是营养物和废物交换的载体；最后，可作为血液和中枢神经系统的缓冲，调节血浆内物质进入脑。在解剖学上，血脑屏障由脉络膜丛上皮细胞和与 CSF 接触的毛细血管内皮组成。某些血浆成分易通过屏障扩散，如葡萄糖和尿素，而某些成分则扩散很慢，如大分子蛋白质和某些药物。

血脑屏障和血—脑脊液屏障的破坏常见于脑膜炎、脑肿瘤和脑梗塞。血液和脑中成分易漏出至 CSF 中，可用理学和化学方法检测。脑脊液标本常需要检测总蛋白质、酶、特异性抗体，甚至是肿瘤标志物。

按欧洲神经科学协会联盟（EFNS）脑脊液常规分析指南，将循证证据分为Ⅰ~Ⅳ等级，将推荐等级分为A~C等级。当证据等级为Ⅳ，且工作小组未能达成共识时，则推荐等级规定为"规范实践要点"。EFNS指南对CSF分析的基本质量要求是：应在专门实验室做脑脊液分析；应能定期评估实验室的分析性能；应使用标准化分析技术，结合临床情况解释试验结果（证据等级Ⅰ~Ⅳ）；应开展室内质控并参加室间质评，并有证明（推荐等级：A）；检验人员应有接受专门教育和培训的证明（推荐等级：GPP）。

第一节　标本采集与处理

美国临床和实验室标准协会"H56-A体液细胞成分分析"对标本采集和处理提出共识性要求。

一、采集要求

脑脊液通常由腰椎穿刺收集，也可通过侧脑室或小脑延髓池穿刺获得。必须无菌采样，避免细菌污染。腰椎穿刺时，几乎所有患者都采用L_2~L_3或稍高位置的脊髓末端的延髓圆锥区内穿刺，婴儿和新生儿可采用L_3~L_4或L_4~L_5穿刺入脊髓蛛网膜下隙。多数成人和儿童采取颈部和膝关节弯曲的侧卧位。新生儿和婴儿偶采取颈部弯曲坐位。

从硬膜下积液抽取液体，多用于婴儿和儿童患者。此为硬膜下液体，不是脑脊液，没有可做的常规检测，但可做培养。

CSF标本通常应无菌连续采集3~4支试管：第1管做化学和免疫学检查［如有穿刺创伤出血，则此管不能用于以蛋白质检查为主要目的的CSF分析（如疑为多发性硬化症时）］；第2管做微生物学检查（现不再使用第1管，因易受皮肤细菌污染）；第3管做细胞计数和分类计数（此管应是CSF采集的主要目的，可获准确的细胞计数结果）。如疑恶性肿瘤，则可加第4管用于细胞学检查。在CSF分析前，非常重要的是，如有问题，则实验室应与临床进行沟通。脑脊液多数不会凝固，偶因穿刺创伤引起凝固，因此，一般无须使用抗凝剂。由于脑脊液量较少，采集总量有限，成人推荐采集量为10~20 mL，婴儿安全采集量不应超过8 mL。颅内高压患者采集量不宜超过2 mL。

二、标本处理与运送

脑脊液标本采集后应在室温条件下尽快送至实验室。脑脊液在采集后1小时内就会发生细胞变性，因此细胞计数应尽快完成。用于微生物检验的标本在运送前、后都不应冷藏保存，因为部分微生物的培养条件特殊，并对温度敏感，冷藏保存可能会使其失去活性。

三、脑脊液压力测定

一旦液体流出，将液压计连接到三通活塞上，测量开放压力。婴儿脑脊液压力应小于110 mmH$_2$O，儿童应小于150 mmH$_2$O，成人应小于180 mmH$_2$O（肥胖者250 mmH$_2$O）。

四、质量保证与建议

EFNS关于脑脊液采集的质量要求和推荐等级如下。

1. 标本采集、储存

要确保脑脊液检查最佳性能和结果，应有合适而标准化的脊椎穿刺和标本处理方案（证据等级Ⅰ）。

2. 脑脊液分析时限

采集后应立即检验（<1 小时）（推荐等级：GPP）。

3. 脑脊液标本量、分装和储存

总量 12 mL 脑脊液，分装 3~4 支无菌试管（推荐等级：B）。CSF 结核分枝杆菌、真菌或寄生虫检查用量为 10~15 mL。标本分装前，标本不可沉淀。

短期储存为 4~8 ℃，长期储存为−20 ℃。储存 CSF 标本只适用于蛋白质和（经适当制备后）RNA 分析（推荐等级：GPP）。3~5 mL 标本储存于 4 ℃用于一般检查、细菌和真菌显微镜检查、抗体测定和抗原聚合酶链反应（PCR）检测。

（何　漪）

第二节　理学检查

脑脊液理学检查包括离心前的颜色和透明度，以及离心后上清液的颜色和凝固性检查。

一、颜色与透明度

正常 CSF 呈透明无色。但每微升 200 个白细胞或每微升 400 个红细胞也可引起浑浊。因需做进一步细胞计数，故没必要给浊度分级。

颜色应根据所含胆红素、氧合血红蛋白（橙色至粉红色）和高铁血红蛋白，相应报告为无色、黄色、橙色、粉红色和棕色等。虽然不同颜色可根据其独特的吸收光谱来鉴定，并可用分光光度法来定量，但在常规检验工作中没必要开展。

黄变症是指脑脊液的颜色异常（通常是黄色、橘黄色或粉红色），多数是红细胞溶解导致血红蛋白降解成氧合血红蛋白、高铁血红蛋白和胆红素所致。颜色变化始于脑脊液中出现红细胞 2 小时后，持续 2~4 周。90%以上的蛛网膜下腔出血和血清胆红素水平在 100~150 mg/L 的患者 12 小时内出现黄变症。CSF 蛋白质水平至少达 1.5 g/L（见于许多感染和炎症性疾病）或穿刺创伤含红细胞 $100×10^9/L$，提示出现脑脊液黄变症。

某些病例，CSF 可呈现另一种强烈提示诊断的颜色，如假单胞菌脑膜炎，CSF 可呈亮绿色。

二、凝固性

黏度不作常规报告。正常脑脊液没有凝块，但穿刺创伤会引起凝块。

三、穿刺创伤与蛛网膜下腔出血的鉴别

CSF 中红细胞可因蛛网膜下腔出血（早期发现）或腰椎穿刺时造成硬膜外静脉创伤所致。鉴别颅内出血所致红细胞的最简单方法是，检查 CSF 离心后上清液是否呈黄色。按标准采集技术的 3 管采集体系。试管按顺序编号，第 1 管代表初始液体，其他按序编号。对穿刺创伤和蛛网膜下腔出血或出血性休克者的鉴别，可通过连续观察几管的颜色或透明度的差

异来判断。穿刺创伤者，液体逐渐透明，第1管血液溢出最多，而真性出血者，所有试管颜色均一。

1. 蛛网膜下腔出血

黄变症能由穿刺操作的临床医师观察到，但临床实验室的识别和确认更为准确。当黄变症由极高浓度的血清胆红素（>100 mg/L）溢出所致时，此类高胆红素血症患者常在腰椎穿刺前即可识别（如新生儿黄疸、已知肝病）。此外，新鲜标本离心出现黄变症是存在蛛网膜下腔出血的证据。应注意的是，CSF蛋白质浓度极高，也可完全阻塞脊椎，致使液体呈黄色而无红细胞。蛛网膜下腔出血所致黄变症可持续几周，其诊断灵敏度高于非增强头颅CT扫描，特别是蛛网膜下腔出血发生在3日以前。

2. 穿刺创伤

在床旁，若CSF混合不均匀、逐步透明或凝块形成，临床医师常怀疑为穿刺伤。约20%腰椎穿刺会发生穿刺伤。若伴红细胞数量增加，常提示为穿刺伤或CNS出血。连续计数3~4管CSF中细胞逐渐减低，多提示穿刺创伤，但此法不可靠。有时需再次对一个较高的椎间盘进行腰穿以获取透明液体。

CSF显微镜检查有助于鉴别诊断。发现骨髓细胞提示穿刺创伤，红细胞吞噬现象提示蛛网膜下腔出血。应注意的是，红细胞吞噬现象发生于CNS出血数小时后或穿刺创伤后在试管内形成，因此，需尽快处理和检查标本。

（何　漪）

第三节　显微镜检查

脑脊液显微镜检查是为了识别细胞、感染性因子、结晶和其他颗粒。在脑脊液穿刺后应尽快做细胞学检查以保持细胞形态，CSF所含营养物很少，因此细胞退化变性快。重要的是，显微镜检查本身仅是必须的诊断性试验之一，其检查结果尚需与其他检查整合，才能确立诊断。

一、细胞计数

用血细胞计数盘计数细胞。细胞总数增高称为脑脊液细胞计数增加，分为轻度（$5\times10^6/L$~$50\times10^6/L$）、中度（$51\times10^6/L$~$200\times10^6/L$）或高度（$>200\times10^6/L$）3个级别。许多情况下，脑脊液有核细胞计数会升高，其数值对脑膜炎诊断具有特殊意义。病毒性和细菌性脑膜炎时，有核细胞计数会升高，前者以淋巴细胞为主，后者以中性粒细胞为主。脑膜炎时，增加的细胞计数和细菌培养阳性有关联。其他引起脑脊液有核细胞数增高的感染有真菌、分枝杆菌和寄生虫等。

采用血细胞计数盘法做细胞计数，标准化稀释方案与初步估计值和标本是否为血性有关。方案应包括何时和如何稀释脑脊液标本，必要的结果计算方法，公式如下。

总细胞计数值/微升=计数值×计数量×稀释倍数

1. 稀释方案

（1）充分混匀CSF，若浑浊或不透明，将1滴液体放在载玻片上，判断恰当的稀释方法。

（2）若无须稀释，直接加入计数池中，在计数盘中静置5~10分钟。高倍镜下计数一侧9个大格，加上另一侧1个大格。

（3）若需稀释，稀释液用3 mL生理盐水加1~2滴网织红细胞试剂（含新亚甲蓝）混匀而成，不能引起蛋白沉淀，并能将白细胞（有核）和红细胞（无核）细胞区分。使用前，加1滴在载玻片上，加盖玻片，观察颗粒或污染物。在工作表上记录。

（4）若标本肉眼观察为血性，应采用新鲜10%冰醋酸溶解红细胞，确保白细胞计数正确。

（5）少数情况下，需分别（做2次）稀释。当单次稀释不能同时适用于准确计数红细胞和白细胞（如白细胞1∶20稀释但红细胞需1∶100稀释或红细胞1∶10稀释但白细胞需1∶20稀释）时，应分别制作稀释标本。

2. 稀释和计数方法

（1）1∶10倍稀释方法：采用1 mL移液管分配稀释液入12 mm×75 mm试管，去除100 μL稀释液，加100 μL CSF标本。充分混匀，滴入计数池，计数4角4个大方格内细胞数，乘以25，即得计数值/微升。

（2）1∶20倍稀释方法：采用1 mL移液管分配稀释液入12 mm×75 mm试管，去除50 μL稀释液，加50 μL CSF标本。充分混匀，滴入计数池，计数4角4个大方格内细胞数，乘以50，即得计数值/微升。

（3）1∶100倍稀释方法：采用1 mL移液管分配稀释液入12 mm×75 mm试管，去除10 μL稀释液，加10 μL CSF标本。充分混匀，滴入计数池，计数25个中方格中的5个，乘以5 000，即得计数值/微升。

3. 红细胞计数

红细胞数量反映中枢神经系统出血或穿刺创伤出血。通过比较采集的第1管和第3管或第4管脑脊液标本的红细胞计数，可区分两种出血，最后一管红细胞计数明显降低，是穿刺创伤出血。若是穿刺出血，脑脊液中增加的白细胞数可通过计数脑脊液红细胞数和外周血白细胞、红细胞数求得，即：

出血增加的白细胞数=外周血白细胞数×脑脊液红细胞数/外周血红细胞数

出血增加的白细胞数要从脑脊液的白细胞数中减去，以确定没有穿刺出血污染时脑脊液的实际白细胞计数：

实际脑脊液白细胞数=脑脊液白细胞计数值−出血增加的白细胞数

二、分类计数

一旦得出细胞计数值，常有必要做细胞识别和分类计数。采用细胞离心法制片进行分类，比血细胞计数盘识别细胞更好，可识别正常和异常细胞。需注意的是，并非所有非造血细胞都是异常的，而可能是整个病理或标本采集"人为"因素的一部分。

体液涂片制备不适合采用直接楔形制片法，原因是不能完整保存细胞形态。使用细胞离心法制片可形成单层细胞，使细胞集中，最大限度地减少细胞变形。在圆形区域内细胞随机分布，镜检可对有核细胞进行分型。若疑为恶性肿瘤，因恶性细胞出现概率很低，应对整个涂片进行镜检。

细胞离心机通常由1个离心转筒和多个载玻片配件组成。配件包括1个放置在载玻片上的过滤卡和装载标本的标本室，以及起固定作用的标本夹。标本室的出口正对过滤卡的圆孔，过滤卡下面有载玻片承接。离心机静止时，标本室中的液体标本不会接触到玻片。离心时液体和细胞离开标本室出口，进入载玻片。过滤卡吸收了液体，而细胞则附着在玻片上。

细胞离心法可将细胞浓缩约 20 倍。即使细胞计数为零的标本，在离心后，每张玻片中也约有 35 个细胞，但对体积小的细胞如淋巴细胞，不具有代表性。离心速度和时间、标本室中样品量、滤纸吸收性能都可影响细胞产量和细胞形态。细胞离心法制片并不复杂，了解一些标本处理及仪器技术可提高制片质量。

制片应选用新鲜、未固定的标本。细胞可能在采样后数小时内开始衰亡，尤其在蛋白质含量低的体液中，如脑脊液。如制片所用时间过长（即脑脊液推片超过 4 小时），报告中应注明可能因细胞衰亡影响分类计数准确性。

对脑脊液和其他体液来说，对细胞离心涂片进行空气干燥，进行 Romanowsky 染色，有助于清晰观察细胞的细节，与血液或骨髓中对应的同类细胞形态相似。若疑有恶性细胞，采用乙醇固定做 Papanicolaou 染色。常用 Wright-Giemsa 染色做分类计数。

CSF 中出现的白细胞主要来自循环血液。正常 CSF 也可罕见源自脉络膜上皮、室管膜上皮或蛛网膜的细胞。CSF 若出现良性细胞，也可用于疾病的诊断，如 CNS 出血可见红细胞吞噬现象。单个核吞噬细胞（红细胞吞噬现象、中性粒细胞吞噬现象等）源自血液中单核细胞。CSF 中的大多数恶性细胞来自转移性肿瘤，多数为乳腺和肺部肿瘤。CSF 恶性细胞不难识别，但某些正常退变细胞，如室管膜细胞可能与肿瘤细胞混淆，需做进一步免疫组织化学或免疫表型检查。诊断标准有助于鉴别个体细胞的类型。

（一）脑脊液正常细胞

1. 正常

（1）成人淋巴细胞：正常 CSF 含有少量淋巴细胞。形态上，细胞类似于外周血。75%～95% 是 T 淋巴细胞。含有少数单核细胞。淋巴细胞与单核细胞比率常为 7：3。

（2）新生儿淋巴细胞和单核细胞：儿童，特别是新生儿，CSF 单核细胞多于淋巴细胞，可达 70%~80%。脑脊液中的淋巴细胞和单核细胞与外周血中外观相同。

2. 脑脊液细胞增多

脑脊液细胞增多是指细胞形态正常，但数量异常；如淋巴细胞增多、中性粒细胞增多和嗜酸性粒细胞增多。

（1）淋巴细胞：出现正常或反应性淋巴细胞，见于部分脑膜炎如病毒性脑膜炎，神经病变如多发性硬化症和 CNS 动脉炎如结节性多动脉炎。当淋巴细胞活化时，可出现明显的大小和核形变化，包括浆细胞样淋巴细胞、免疫母细胞和淋巴母细胞。以淋巴细胞为主的混合细胞反应常见于结核性、真菌性和钩端螺旋体性脑膜炎。异常淋巴细胞数量增多见于累及中枢神经系统（CNS）的白血病和淋巴瘤。

（2）中性粒细胞：多数炎症和反应性疾病可见数量增多。病毒性脑膜炎首先是中性粒细胞数量增多。尤其是在急性感染时，细胞很快退化。查见吞噬细菌可诊断为细菌性脑膜炎。

（3）单核细胞：各类脑膜炎单核细胞均增加，次之是 CNS 出血或梗塞和外来异物反应，如脑室—腹腔分流术，伴恶性疾病。大多数病例，单核细胞增加伴淋巴细胞、中性粒细胞和浆细胞增加，称为"混合细胞反应"。CSF 中单纯单核细胞增多很罕见。单核细胞也可见于吉兰—巴雷综合征，多数患者显示中度增高，可达 $10×10^6/L$ 或稍低，少数患者可达 $50×10^6/L$。25%的多发性硬化症患者达 $50×10^6/L$ 或更多。

（4）嗜酸性粒细胞：嗜酸性粒细胞脑膜炎定义为嗜酸性粒细胞超过 $10×10^6/L$ 或 CSF 细胞分类超过 10%为嗜酸性粒细胞。最常见原因是寄生虫感染。其他病毒性、真菌性或立克次体性脑膜炎偶见 CSF 中嗜酸性粒细胞增高。异物如脑室—腹腔分流术、白血病、淋巴瘤和肿瘤、急性多神经炎、药物不良反应也可伴嗜酸性粒细胞增多。

（5）嗜碱性粒细胞：见于炎症性疾病、寄生虫感染、癫痫后和异物反应，如脑室—腹腔分流术。另外，慢性粒细胞白血病正常含有嗜碱性粒细胞数量增加，此病可累及 CNS，嗜碱性粒细胞是主要证据。

（6）混合细胞反应：由浆细胞、淋巴细胞、中性粒细胞和单核细胞组成。常见于慢性炎症疾病，包括脑膜炎，如结核性脑膜炎、钩端螺旋体性脑膜炎和真菌性脑膜炎。

3. 脑室衬细胞（室管膜细胞/脉络膜细胞）

衬于脑室（室管膜细胞）或脉络丛（脉络膜细胞或脉络丛细胞）的细胞可脱落到 CSF 中，特别是新生儿（特别是早产儿）或脑室分流/储液器中。CSF 直接由脑室、近期 CNS 手术或脑室分流/储液器内获得。脉络膜和室管膜细胞没有诊断意义，但必须与恶性细胞相鉴别。

室管膜细胞和脉络膜细胞常不能相互鉴别。其形态学特点是，细胞直径为 20~40 μm；核质比低，小于 1∶3；细胞呈圆形或卵圆形，可单个，多疏松聚集成堆，有时细胞边界不清，呈组织样碎片；核呈圆形或卵圆形，偏位，核膜光滑，核轮廓规则；核染色质分布均匀，呈网状或致密，偶见核回缩；无核仁；双嗜性（粉红色和蓝色）、颗粒状胞质，偶见蓝色（室管膜细胞的特征），可有微绒毛（脉络膜细胞的特征），退化的脉络膜和室管膜细胞可见裸核。需与恶性细胞（非造血细胞）、神经元、软骨细胞、柔脑膜细胞和单核细胞/巨噬细胞相鉴别。常见于新生儿、脑室标本、脑室分流/储液器、脑积水、近期 CNS 手术、近期 CNS 创伤、缺血性脑卒中、脊髓造影术后或椎管内治疗。儿童较成人多见。

4. 生发基质细胞

生发基质细胞又称不能分类的软脑膜细胞，是小型原始样细胞，典型聚集成堆。细胞核质比高，核染色质细致，单个小核仁。生发基质细胞需与脉络膜细胞、室管膜细胞、淋巴母细胞、神经母细胞和髓母细胞相鉴别。生发基质细胞源自室管膜细胞下层。主要见于新生儿，大量小血管通过此区域，常见出血，特别是早产儿。

5. 神经组织

神经组织内含毛细血管碎片、纤维脑皮质组织内的神经元（神经节细胞）、神经胶质细胞和这些细胞的碎片。可见于颅内出血、CNS 创伤术后、脑室分流、近期神经外科术后的 CSF 或脑室液体中。

瑞氏—吉姆萨染色下，神经组织形态较大，约占 40 倍视野一半；呈不规则形，无边界；无清晰外观，呈嗜碱性或粉红色淡染，易碎，伴纤维状、细颗粒状基质，内含毛细血管、神经元、神经胶质细胞、裸核、炎症细胞或无细胞；伴退变的神经元或胶质细胞。无细胞的神经组织碎片不易与硬脑膜碎片区别，硬脑膜是由散在的细胞、疏松的纤维血管基质组成的致密黏膜，位于蛛网膜下腔，覆盖于脊髓和脑上。硬脑膜碎片和神经组织碎片可见于类似的临床病变。

6. 神经元

神经元罕见，常见于近期神经外科手术、CNS 创伤、脑室分流、脑积水和颅内出血。

完整的神经元细胞直径多为 30~50 μm；胞质完整，核质比低（1：1）；细胞呈锥形或星形；核呈圆形或卵圆形；核染色质呈网状；可见单个居中核仁；胞质可破损，显示长轴突状，若完整，可含嗜碱性尼氏体。神经元常因损伤而脱落入 CSF 中，仅显示致密核和裸核。神经元能通过其锥形外观和轴突状识别。散在的胶质细胞类似单核细胞，很难鉴别。需与硬膜外碎片、脑室衬细胞、柔脑膜细胞和恶性细胞相鉴别。理论上，免疫细胞化学方法是有帮助的，但此类细胞较罕见，背景染色较深时很难解释。一旦考虑此可能，对剩余物或液体用细胞离心法制片，做胶原纤维酸性蛋白、S-100 蛋白、神经元特异性烯醇化酶等标志物或直接涂片做巴氏染色或瑞氏—吉姆萨染色。但是，这些细胞具有典型的微管，若涂片含脑组织碎片，结合临床病史，无须更多证据就能正确识别。

7. 浆细胞

浆细胞有时数量较多，见于莱姆病、神经梅毒和囊虫病，也可见于各种非感染性炎症性疾病，如吉兰—巴雷综合征、结节性多动脉炎、亚急性硬化性脑炎、累及 CNS 的类肉瘤病、多发性硬化症和卡斯尔曼病。

8. 骨髓细胞

穿刺损伤椎骨后可见正常骨髓成分。若出现巨核细胞，最主要的原因是采样未注意抽到骨髓。罕见，需鉴别正常骨髓和白血病进程，但不能由脑脊液检查作出白血病诊断。

9. 吞噬红细胞现象

累及中枢神经系统的各类感染或炎症性疾病，如创伤、出血、梗塞、结核或真菌感染的患者常出现巨噬细胞。也可见于原发性或继发性中枢神经系统肿瘤，储存池病如神经鞘磷脂沉积病或脑室分流术。

10. 软骨细胞和毛细血管

术后或创伤后可见软骨细胞和（或）毛细血管。罕见原发性中枢神经系统肿瘤，如脊索瘤或胶质瘤的脱落细胞，形似软骨细胞。

（二）脑脊液异常细胞

1. 急性白血病原始细胞

各类急性白血病可累及中枢神经系统，如白血病性脑膜炎。释放到中枢神经系统内的细胞与血液或骨髓内相似。最常见累及中枢神经系统的白血病是儿童的急性淋巴细胞白血病。必须与穿刺性创伤所见的正常骨髓成分相鉴别。

2. 慢性淋巴细胞白血病（CLL）、慢性粒细胞白血病、大纲胞淋巴瘤和伯基特淋巴瘤细胞

慢性白血病所致脑膜炎很罕见，最常见的是 CLL。慢性髓细胞白血病累及脑脊液较少见。后者许多涉及急性白血病期称为"原始细胞危象"。必须与穿刺创伤所见的正常骨髓成分相鉴别。

淋巴瘤浸润脑膜，5%~15% 的患者脑脊液内可出现淋巴瘤细胞。高风险 CNS 淋巴瘤患者伴 AIDS 或其他免疫抑制状态。报道见于各种淋巴瘤，包括塞扎里综合征，一种皮肤 T 细胞淋巴瘤。原先健康的儿童，最常见累及脑脊液的淋巴瘤是伯基特淋巴瘤。原先健康的成人，最常见淋巴瘤是弥漫性大 B 细胞淋巴瘤。

3. 骨髓瘤细胞

骨髓瘤可累及中枢神经系统，脑脊液中可出现此类细胞。若见到幼稚浆细胞，考虑骨髓瘤的可能性更大。但出现浆细胞可见于任何反应性疾病。除骨髓瘤患者外，见到浆细胞常提示为穿刺创伤，穿刺针穿过软组织浆细胞瘤，穿刺针穿过脊椎肿瘤进入蛛网膜下腔或含浆细胞白血病患者的外周血。

4. 髓母细胞瘤和多形性胶质母细胞瘤

大多数原发性中枢神经系统恶性肿瘤位于脑实质的深部，细胞不会脱落到蛛网膜下腔。成人最常见肿瘤包括高度星形细胞瘤（胶质母细胞瘤）和室管膜细胞瘤。儿童原发性肿瘤常见为髓母细胞瘤和视网膜母细胞瘤。中枢神经系统罕见原发性肿瘤包括松果体母细胞瘤、脊索瘤、鳞状上皮细胞癌，出现表皮囊肿与 Rathke 穿孔痕迹或原发性脑膜黑色素瘤。

5. 恶性黑色素瘤和转移癌

约30%的系统性恶性肿瘤患者会累及中枢神经系统。最常见的系统性恶性肿瘤包括黑色素瘤、乳腺和肺肿瘤。脑部常见转移性肿瘤是黑色素瘤、绒毛膜癌和胃癌。儿童最常见累及中枢神经系统的肿瘤为小蓝细胞肿瘤，包括肾母细胞瘤、尤因肉瘤、神经母细胞瘤和胚胎性横纹肌肉瘤。约 10% 脑膜转移癌的原发部位未知。

三、病原体检查

已有许多中、小型研究分析了脑脊液病原体诊断试验的灵敏度和特异性，但尚缺乏对照研究。有关微生物检查程序的指征、灵敏度和特异性，尚无有效的研究数据。针对感染性脑脊液的一般检查，现有建议是基于临床实践和理论上似为合理的程序。检测抗原或特异性抗体主要取决于抗原类型。

1. 细菌抗原检测

结果必须与脑脊液显微镜检查和培养结果一起解释。如显微镜检查结果阴性，则不推荐常规检测细菌抗原。不推荐单独的细菌抗原检测（有污染风险）诊断神经系统的细菌感染。

2. 墨汁染色

应用印度墨汁染色进行隐球菌显微镜检查。

3. 革兰染色

应用革兰或亚甲蓝、金胺 O 或齐—尼染色进行结核分枝杆菌显微镜检查。

4. 培养

根据临床表现进行细菌、真菌孵育培养很有用。仅在怀疑脑脓肿时，推荐厌氧培养基。

5. 分子检测技术

（1）聚合酶链反应（PCR）：具有速度快、成本低的特点。适应证为：①CSF 显微镜检查、培养或血清学检查不灵敏或不适当时；②虽临床疑似感染性脑膜炎/脑膜脑炎，但培养阴性时；③免疫缺陷患者。PCR 阳性与阴性患者相比，被确诊为中枢神经系统病毒感染的可能性增加数十倍。

PCR 阴性可用于中枢神经系统病毒感染的排除诊断，可信度为中等（与 PCR 阳性结果相比，PCR 阴性确定中枢神经系统病毒感染的概率仅为 0.1）。如患病后 3 日内或发病 10 日后采集 CSF 标本，则 PCR 检测结果极可能为假阴性。

在与艾滋病相关的中枢神经系统淋巴瘤中，脑脊液 EB 病毒 DNA 检测可以作为活动性

EB 病毒感染和淋巴瘤鉴别的工具，EB 病毒 PCR 检测灵敏度为 80%～100%，特异度为 93%～100%。

（2）宏基因组学第二代测序（metagenomic next-generation sequencing，mNGS）：可以非靶向地检测临床标本中存在的细菌、真菌、病毒和寄生虫等病原体的核酸。2014 年，国际上开始报告使用 mNGS 诊断神经感染病例。2015 年以来，脑脊液 mNGS 在国内逐渐应用于神经系统感染性疾病的诊断。此后，国内外开展了一系列队列研究，报告脑脊液 mNGS 检出致病病原体的比例为 15.7%～57.0%；在神经感染病例中，mNGS 与传统病原学技术同时阳性的比例为 22.5%～52.6%；此外，一项非前瞻性研究结果显示，脑脊液 mNGS 在脑炎与脑膜炎诊断中的敏感度为 73%，特异度为 99%。这充分说明了脑脊液 mNGS 对中枢神经系统感染性疾病病原诊断的实用性。

1）脑脊液 mNGS 适应证：脑脊液 mNGS 主要适用于怀疑 CNS 感染性疾病患者的致病性病原体鉴定，包括病因未明的脑炎、脑膜炎（包括脑炎与脑膜炎叠加的脑膜脑炎）和脑脓肿等疾病的患者。

2）脑脊液 mNGS 送检时机：具体如下。①对于社区获得性急性脑炎和脑膜炎，非重症患者一般可以先开展脑脊液传统微生物学检查，仍不能明确病因时再送检脑脊液 mNGS；必要时在首次留取脑脊液时预先将 2～5 mL 脑脊液标本保存于-20 ℃冰箱，若经过脑脊液传统微生物学检查在 3 天内未获得明确的病原学证据且经验性抗感染治疗无效，建议对预留的脑脊液标本进行 mNGS 检测。对重症患者建议首次脑脊液检查即送检 mNGS；对于高度怀疑新发病原体、罕见病原体感染，而临床缺乏其他可及的检测方法时，建议首次脑脊液检查即送检脑脊液 mNGS。对于医院获得性急性脑炎和脑膜炎，若经过包括脑脊液传统微生物学检查在内的系统性检查（影像学检查、实验室检查）仍未能明确病因，且患者接受经验性治疗后无显著好转，建议复查脑脊液，并送检 mNGS。②对于病因不明的慢性中枢神经系统感染性疾病患者，如病因未明的慢性脑膜炎患者，首选脑脊液 mNGS 进行检测。③对于原发性免疫缺陷、粒细胞缺乏、艾滋病、服用免疫抑制剂等免疫功能缺陷的患者，由于病情复杂、进展快、潜在的病原体种类繁多、存在新发病原体可能，建议首次脑脊液检查即送检 mNGS。④临床怀疑中枢神经系统感染患者的标本一般送检病原微生物 DNA 检测；若临床高度怀疑 RNA 病毒感染，如不明原因的基底节脑炎，则需要加送病原微生物 RNA 检测，但 RNA 病毒的脑脊液 mNGS 阳性率较低。

四、质量保证与建议

EFNS 关于脑脊液显微镜检查的质量要求和推荐等级如下。

1. 细胞计数时限

因红、白细胞均易发生溶解，故应在脑脊液采集后 2 小时内，最好在 30 分钟内完成细胞学检查。

2. 细胞计数器材

脑脊液细胞计数常用 Fuchs-Rosenthal 血细胞计数盘（3.2 μL），将细胞计数原计数值除以 3，换算至标准容积 1 μL 报告。

3. 脑脊液细胞

只要发现脑脊液细胞异常增多或可疑软脑膜转移或病理性出血，就应评估细胞形态学

（细胞学染色）。

4. 脑脊液红细胞

如疑中枢神经系统出血，而细胞学检查无法确定时，建议在患者发病 2 周后测定胆红素。

5. 细胞学检查

假阳性：误认炎症细胞为肿瘤细胞或脑脊液污染外周血时。假阴性：中枢神经系统细胞学检查恶性细胞常出现假阴性，提高恶性细胞检出率的方法是：①脑脊液标本量至少 10.5 mL；②细胞学检查结果阴性时，须重复此检查流程；③恶性肿痛细胞检查阳性率，首次腰椎穿刺脑脊液仅为 50%~70%，而第二次可提高至 85%~92%，更多次腰椎穿刺的诊断灵敏度仅略增高。

6. 制订细胞学培训计划

可提高脑脊液细胞的正确识别率（从 11% 提高到 93%）。

（何　漪）

第四节　化学与免疫学检查

美国临床和实验室标准协会（CISI）和欧洲神经病学联盟（EFNS）关于脑脊液化学和免疫学检查及质量保证已有共识性指南。

一、蛋白质

（一）总蛋白和白蛋白定量分析

血—脑脊液屏障的完整性和脑脊液总流量决定了脑脊液蛋白含量。新生儿脑脊液蛋白浓度较高，出生后第一年蛋白浓度逐渐减低，并于童年期保持低浓度。成人脑脊液蛋白浓度随年龄增加。脑脊液与血清白蛋白浓度商可用于评估血—脑脊液屏障完整性。Qalb 由血浆白蛋白浓度进行校正，不受鞘内蛋白质合成影响，且是鞘内免疫球蛋白合成的一个组成部分。Qalb 是一种独立的检测量，不同实验室可使用相同参考区间。正常脑脊液蛋白浓度与患者年龄（新生儿和 60 岁后浓度较高）和腰椎穿刺部位有关。正常蛋白质浓度确切的上限随检测技术、实验室的不同而异。

1. 总蛋白和 Qalb 浓度梯度

在脑室液浓度最低，在腰椎液浓度最高。腰椎穿刺时，从最初的 0~4 mL 到最后的 21~24 mL 脑脊液，Qalb 显著减低。Qalb 还受体重、性别、下背部退行性疾病、甲状腺功能减退、乙醇消耗量和吸烟影响。不活动的卧床患者，脑脊液蛋白体位性浓度较高。

2. 脑脊液蛋白浓度增高

见于以下情况。①大多数细菌性（0.4~4.4 g/L）、隐球菌性（0.3~3.1 g/L）、结核性（0.2~1.5/L）脑膜炎患者和神经包柔螺旋体病。与其他炎症性疾病相比，细菌性脑膜炎蛋白浓度>1.5 g/L，特异（99%）但不灵敏（55%）。②病毒性神经感染者，蛋白浓度增高程度较小（常<0.95 g/L）；50%单纯疱疹病毒性脑炎患者在发病第一周蛋白浓度正常。③非感染性疾病，如蛛网膜下腔出血、中枢神经系统血管炎和中枢神经系统肿瘤，脑脊液蛋白增加，有时伴细胞计数增加。④急、慢性炎症性脱髓鞘性多发性神经病患者，血清总蛋白浓度

增高伴脑脊液细胞计数正常（蛋白—细胞分离）是标志之一，但在第一周蛋白水平可正常。⑤80%软脑膜转移性肿瘤患者，其中值为 1.0~2.4 g/L，个体甚至更高。⑥正常脑脊液压力、脑积水、椎管狭窄、多发性神经病、高体重和高体重指数，与 Qalb 增加相关。

总之，总蛋白和 Qalb 浓度增高主要支持细菌性、隐球菌性和结核性脑膜炎及软脑膜转移性肿瘤的诊断。因两者并非是脑脊液的唯一常规检查，因此，结合 CSF 其他检查项目，可提高诊断特异性，如吉兰—巴雷综合征存在蛋白—细胞分离现象。

（二）鞘内免疫球蛋白合成

1. 定量检测

鞘内免疫球蛋白合成增加见于炎症性疾病。Qalb 与脑脊液—血清 IgG 浓度商（QIgG）之间有密切关系，即 IgG 指数（QIgG/Qalb）。赖伯双曲线公式和 Ohman 扩展 Ig 指数均基于 IgG、IgA 和 IgM 的 Qalb 与脑脊液—血清浓度商之间的非线性关系。就诊断灵敏度和特异性而言，要检出鞘内 IgG 合成，则检测 IgG 寡克隆带优于测定 IgG 指数。技术上，检测 IgG 寡克隆带比定量检测要求更高。在疑似多发性硬化症（MS）患者，当 IgG 指数>1.1 时，可不做寡克隆带分析，此类患者几乎 100%均有鞘内合成 IgG 寡克隆带。

多发性硬化症和其他神经系统疾病患者的鉴别使用非线性公式较好。鞘内 IgA、IgG 和 IgM 合成公式有助于鉴别神经系统各种感染性疾病。有研究表明，按赖伯公式测定值的增加并不总反映鞘内 IgM 合成，在一些非炎症性疾病患者中，虽其值增加，但脑脊液并无 IgM 寡克隆带。总之，在神经系统疾病诊断中，尚无证据支持使用常规定量法评估鞘内 Ig 合成；在疑似 MS 情况下，可用 IgG 指数作为确定鞘内 IgG 合成的一种筛选程序。

2. 定性检测

检测脑脊液鞘内寡克隆 IgG 在诊断上很有用，是实验室支持临床诊断 MS 的标准之一；也有助于诊断中枢神经系统自身免疫性疾病，如副肿瘤性疾病和中枢神经系统感染。利用电泳技术可根据所生成的抗体克隆数量对体液免疫反应进行分类。

以往的方法已被更灵敏的等电聚焦电泳和免疫固定电泳技术所取代。在中枢神经系统非感染性炎症性疾病中，有 I 级证据支持用预测性和诊断性的脑脊液 IEF 试验诊断 MS；在其他非中枢神经系统感染的炎症性疾病中，有 II 级和 III 级证据支持用脑脊液 IEF 试验对其他诊断试验进行补充。

（三）脑脊液抗体指数

指脑脊液鞘内特异抗体合成的估算，>1 为阳性。计算公式为：

抗体指数（AI）＝（CSF 抗体浓度×血清 IgG 浓度）／（血清抗体浓度×CSF IgG 浓度）

鞘内 IgG 合成可用不同的定量方法进行检测，但至少对 MS 诊断，用合适方法检测寡克隆带优于任何现有方案。其他鞘内炎症性疾病，如中枢神经系统感染，应首选由非线性公式计算鞘内 IgA 和 IgM 合成，不用线性 IgA 和 IgM 指数。

二、葡萄糖

1. 应同时检测 CSF 和血浆葡萄糖

因葡萄糖主动跨越血脑屏障进行转运，故 CSF 葡萄糖浓度直接与血浆浓度成正比。正常 CSF 葡萄糖浓度为血清值 50%~60%。

2. CSF/血浆葡萄糖

如比率<0.4~0.5,考虑为病理性。CSF 与血浆葡萄糖浓度平衡需数小时,而异常情况下,CSF 葡萄糖浓度高于血浆可持续数小时。

3. CSF 葡萄糖浓度增高

无特异性诊断价值,而与血浆葡萄糖浓度增高相关,如糖尿病。脑脊液葡萄糖浓度与血浆浓度相关,最好使用 CSF/血浆葡萄糖比率,比率减低支持细菌性、真菌性脑膜炎或软脑膜转移性肿瘤。

三、乳酸

脑脊液乳酸测定重要性类似 CSF/血浆葡萄糖比率,但脑脊液乳酸浓度不依赖于血浓度。除线粒体病外,脑脊液乳酸与 CSF/血浆葡萄糖比率呈负相关。乳酸增高可早于葡萄糖浓度减低。脑脊液乳酸增高提示细菌性、真菌性感染或软脑膜转移性肿瘤。

四、酸碱度

1. 脑脊液 pH

略低于动脉血 0.1 个单位,约为 7.30~7.36。动脉血 pH 波动时,脑脊液 pH 仍维持基线水平,除非持续的酸中毒或碱中毒。pH 调节涉及控制 CSF 碳酸氢盐浓度的补偿机制。

2. 原发性 CSF 酸中毒

见于中枢神经系统疾病(如蛛网膜下腔出血、细菌性脑膜炎和创伤)。此时,动脉血 pH 正常。二氧化碳饱和度、HCO_3 和 pH 测定虽有意义,但不作为常规临床应用。

五、其他

1. 脑脊液 14-3-3 蛋白检测

作为快速神经退行性变的生物标志物,见于克—雅病。同 S-100B 联合,是胶质细胞增生的标志物。结合其他检查,可提高诊断灵敏度。

2. 脑脊液 tau 蛋白、磷酸化 tau 蛋白(P-tau)和淀粉样蛋白 Aβ1-42 抗体检测

用于慢性神经系统疾病,如阿尔茨海默病生物标志物和代谢组学研究。

3. 肿瘤标志物检测

灵敏度和特异度差,其应用有限。这些标志物可能是非特异性的,如 β-葡萄糖醛酸苷酶、乳酸脱氢酶、$β_2$-微球蛋白、癌胚抗原、中枢神经系统穿透分子(如基质金属蛋白酶、组织蛋白酶)、肿瘤细胞趋化因子和血管内皮生长因子受体增高,可强烈提示软脑膜转移性肿瘤,但灵敏度(51.4%~100%)和特异度(71%~100%)变化很大,也无足够的灵敏度提高细胞学诊断性能。肿瘤细胞趋化因子 CXCL12 和 CXCL13 有介导中枢神经系统淋巴瘤细胞的趋化作用,而测定脑脊液 CXCL13 可作为预后指标。

特定器官特异性肿瘤标志物,如 CA 15-3、CA 125、CA 19-9、CA 724、AFP、NSE、CYFRA 21-1 和 β-HCG。如 CSF 中增高而血清中增高不明显时,对软脑膜转移性肿瘤诊断相对特异。如 CSF AFP 和(或)β-HCG 增高,可用于诊断儿童中枢神经系统转移性生殖细胞瘤。

4. 抗凝血酶

增高见于中枢神经系统淋巴瘤患者，并与总生存率缩短和对化疗反应差有关。

5. 免疫球蛋白重链（IgH）基因重排

脑脊液 PCR 分析 IgH 基因重排，其检测灵敏度为 58%，特异度为 85%。

六、质量保证与建议

EFNS 关于脑脊液化学和免疫检查的质量要求和推荐等级如下。

1. 脑脊液与血清白蛋白浓度商

作为检测血—脑脊液屏障功能，与总蛋白检测相比，目前尚无大样本的未选择患者的确凿数据。CSF 蛋白质检测可源自血液或脑室，故应使用相同方法平行检测 CSF 和血清标本蛋白质，以减少变异。应采用 Qalb 而非总蛋白浓度值，使 CSF 蛋白质定义既明确，又不受其他蛋白质干扰。

2. 脑脊液葡萄糖

CSF 标本中葡萄糖易发生降解，故采集后须立即测定。

（何　漪）

第五节　自动化检查

在适当情况下，自动化体液计数方法比手工法能计数更多的细胞，提高了精密度。可进行体液细胞计数的仪器类型和检测方法很多，包括电阻抗、数字成像流式细胞术、流式细胞术、光散射、染色、荧光、核酸荧光标记或联合运用这些技术。制造商应声明仪器的预期用途，明确何种类型的体液已获监管机构批准，可用仪器检测。

脑脊液标本中细胞数较高的，可用自动化仪器计数；而细胞数较低时，则仪器检测灵敏度就会受限制，应参考仪器的要求进行调整，仍需人工计数。

检测特殊体液（如 CSF）标本应遵循制造商的推荐程序。能否使用自动细胞计数仪的关键是：能否确保对体液细胞数量低的标本也能提供可靠的计数结果。因此，每个实验室须制订有核细胞和红细胞计数的最低检测限，如低于该值时，仪器分析结果就不可靠。检测限不应低于制造商推荐的限值。临床实验室须建立自动细胞计数仪的可接受范围，当细胞计数低于下限时应确定使用替代方法。当仪器报警时，临床实验室应有替代方法来验证结果，还应说明何时需手工分类计数，作为自动方法的补充。

一、流式细胞术法

目前，采用流式细胞术法作体液细胞分析的仪器有两类：一类是流式细胞仪，基于细胞免疫表型的特点，可对体液中细胞做免疫表型分析；另一类是血液分析仪，能进行自动的细胞计数和简单分类。仪器有助于检测每个细胞的范围特征、细胞绝对数，具有高灵敏度和特异度。

现有的多种型号血液分析仪能对体液细胞进行自动计数，虽能提高检测的精密度和缩短周转时间，但也有不少问题。例如：体液基质不同于血液，大细胞（如间皮细胞、吞噬细胞、肿瘤细胞）或非细胞颗粒（细菌、隐球菌）会干扰检测。基于电阻抗技术的多数血液分析仪背景计数很高，对体液（如 CSF）中少量细胞的计数结果准确度不高。当细胞数量小于 $10×10^6/L$ 时，仪器就不能进一步分类。

在 CSF 细胞计数时，能提供总有核细胞数、白细胞计数和红细胞计数，有的还能提供白细胞部分分类，即单个核细胞（淋巴细胞和单核细胞）和多个核细胞（中性粒细胞、嗜酸性粒细胞、嗜碱性粒细胞），并提供计数结果和散点图。也可用于胸腔积液、腹腔积液、透析液和心包腔积液细胞计数。

流式细胞仪是一种能够检测单克隆 B 淋巴细胞（占总数 0.01%）异常灵敏的方法，对 CSF 血液恶性肿瘤细胞的检出率达 86%，高于传统的形态学分析。流式细胞仪检测可定位 CSF 可疑恶性血液病患者软脑膜转移，深入了解多种神经炎性疾病，如多发性硬化症和神经系统副肿瘤综合征的发病机制。

在技术上，流式细胞仪检测面临脑脊液低细胞数、白细胞存活率快速减低的挑战。流式细胞仪、显微镜和分子技术均有各自长处，互相结合最为理想。使用细胞离心法，免疫细胞化学方法检测脑脊液细胞表面抗原。此技术检测血液恶性肿瘤的软脑膜定位的灵敏度为 89%～95%，特异度为 89%～100%；但仅用于强烈怀疑有中枢神经系统软脑膜转移的血液恶性肿瘤，而 CSF、细胞学检查阴性的患者。

二、数字成像分析法

自动显微镜分析仪与血液分析仪的测定方法不同，既可用于尿液细胞和颗粒的分析，也可用于体液细胞的计数，包括脑脊液、胸腔积液、腹腔积液、透析液、腹腔灌洗液、心包腔积液和关节腔积液等液体。与尿液分析相同的数字流式细胞影像技术能显示数字结果和细胞数字影像，并由人工进行编辑。无须预先清洁或标本处理，可随时分析体液标本。

三、质量保证与建议

自动化体液计数仪应遵循制造商说明使用，正确选择适当的体液进行检测。推荐使用已经确认并注明预期用途的仪器。在临床实验室修改已确认的检测系统或使用制造商未说明性能特征的仪器时，须在患者检测报告之前，先验证检测系统的性能特性，包括准确性、精密度、分析灵敏度、分析特异性（含干扰物质）、检测系统结果报告范围、参考区间和测试所需其他性能特征。

与手工法相比，仪器提高了计数的准确度、精密度和效率。但如何验证自动化仪器计数体液细胞的性能是临床实验室所面临的诸多难题之一。2014 年，国际血液学标准化委员会（ICSH）的体液细胞自动计数仪性能和验证国际工作组，为提供准确而可靠的自动体液细胞的计数结果，发布了有助于临床实验室计划和实施自动细胞计数仪验证的指南。

在加拿大、美国、英国和日本的实验室展开了一项实践调查，以确定使用仪器计数体液细胞的实验室数量和仪器计数的性能指标。根据调查结果，ICSH 成立了体液细胞自动计数仪性能和验证国际工作组。为了提供自动体液细胞计数准确可靠的结果，工作组制订了一套有助于实验室规划和实施自动细胞计数仪验证的指南，经 ICSH 大会讨论并通过国际专家组审核后，进一步达成了共识。

（一）现状

由加拿大质量管理计划—实验室服务制定的调查问卷，分发到参加加拿大 QMP-LS 的实验室、美国病理学家学会的实验室和英国血液室间质量评价计划的实验室，以及参加日本实验血液学学会性能验证计划的实验室。调查问卷的目的：确定实验室是否使用自动仪器计数脑脊液和其他体液细胞；如何确定这些仪器的性能特征。实验室需说明仪器的性能特征，以确定仪器是否符合体液细胞计数的质量要求。各实验室的仪器性能有很大的差异，包括精密度（19%~83%）、正确性（26%~86%）、灵敏度（11%~64%）、特异度（5%~33%）和可报告范围（2%~71%）。与精密度和正确性相比，对灵敏度、特异度和可报告范围进行评估的实验室较少。北美地区进行仪器这些性能的验证比英国和日本的频率更高。调查还询问了实验室采用何种程序来保证结果的质量。这些程序包括实验室是否做体液质控标本、检测标本前是否做背景计数，以及对假性检测结果有无处理的程序。须注意的是，仅有少数实验室使用独立的体液细胞计数质控品。

因此，ICSH 指出，在使用具有体液检测模式的自动化方法做体液细胞计数时，临床实验室应验证制造商声称的每一类型体液的检测性能特征，包括 CSF、浆膜液（心包腔、胸腔、腹腔）和滑膜液，特别重要的是，要验证仪器能准确计数低值细胞的性能，低值细胞计数常见于各种体液，尤其是脑脊液标本。

（二）自动化方法性能验证

ICSH 文件指出，提供仪器有能力报告可靠结果证据是规范实验室的做法，在有些国家这是法规的要求。与外周血相比，体液有不同于全血的基质，所含细胞种类也不同。因此，确保临床实验室对准备分析的每种体液类型的结果生成具有真实性和可靠性则很重要。外周血标本不能用于确认或验证。许多仪器有专门的体液模式，因此，对全血细胞计数的验证不能满足体液细胞计数报告的法规要求。每个临床实验室应确定自己的体液细胞计数模式的可接受性，连同性能指标的研究。

如临床实验室有多台仪器或医疗大集团整体健康网络一部分，则可对其中一个地点、一台仪器进行完整验证，其他仪器则可进行转移验证；若仪器来自同一制造商且型号相同，也就是说，对其他仪器无须进行完整验证，但在开展临床实验室认可的其他地点，须有来自仪器经完整验证的可用数据。如实施患者相关性研究的完整确认需 40 例标本。只要标本在运送过程中能保证完整性，就可在不同地点之间共享标本。

1. 正确度

正确度可用两种不同的方法进行验证。①可使用分割标本进行比对试验，通常至少有 40 例均匀覆盖可报告范围的患者标本。结果与实验室定义的限值进行比较，以判断差异有无显著性。若以手工计数为比较方法，则难度较大。②也可使用定值的参考物质如商品化质控品的预期回收值。实验室应设定可接受范围的限值。

2. 精密度（重复性）

必须对仪器精密度进行评价，需考虑所有可能影响仪器的变异因素。重要的是，测试标本应与临床标本具有相同特性。建议检测 ≥2 个浓度的标本，通常采用 1 个高浓度和 1 个低浓度，包括一个任意的医学决定水平的标本。建议所有标本应至少测定 10 次，以确定批内精密度。完成 10 次有困难时，应视可用标本量而决定次数，而有效统计至少应检测 5 次。

还应测定标本在一段时间内的再现性。因标本不稳定，故不可能在不同的日期测定同一标本，但可用仪器的体液质控品进行精密度研究。

3. 相关性

应按临床实验室可接受的程序和制造商建议的方法来处理和检测标本。可用实验室当前使用的、制造商声称的方法或参考方法进行研究。应注意的是，大多数情况下，由制造商提供的用于确认的方法是基于手工计数法。

建议至少检测 40 例标本，且应覆盖分析测量范围，特别是医学决定水平。每一类型体液应做相关性确认。要确定分析测量范围限值的偏倚，体液计数必须有高值和低值。这对小型实验室来说可能很难，但标本越多，则相关性越好，且对抗系列性标本干扰物的机会就越大。如参考方法是手工计数法，则建议对同一标本计数 2 次，以提高手工计数的精密度。应考虑标本的稳定性。为避免标本储存成为可变因素，标本应在相同条件下储存，并在 2 小时内检测完毕。

CLSI H56 文件指出，自动化仪器法和参考方法的相关性研究最好采用回归性分析来确定相关系数、斜率和截距，有关方法比对详细要求见 CLSI EP9 文件。

4. 携带污染

要确保高浓度标本不会对随后标本造成正偏倚，从而导致假性增高的结果，这对 CSF 标本尤为重要。建议在检测体液标本前先做空白测试，同样重要的是，要确保在分析体液标本前，吸入非血液的液体不会引起体液标本的稀释，从而造成假阴性结果。

应先检测高计数值标本，随后测定低计数值标本。高值标本应测定 3 次，记为 A1、A2 和 A3，随后测定低值标本 3 次，记为 B1、B2 和 B3。计算携带污染：

$$携带污染率 = \frac{B1 - B3}{A3 - B3} \times 100\%$$

有些临床实验室在分析体液标本前先检测空白标本，同样重要的是，要确保此做法不因预稀释而造成结果假性减低。如按临床实验室可接受性标准，当携带污染不可接受时，则要求仪器进行维修或保养，然后再重复携带污染研究。

CLSI H56 文件指出，上一个标本对下一个标本检测的影响应最小化。如血性脑脊液不能影响到随后的清澈无色的脑脊液。任何被污染的检测结果应是无临床意义的。携带污染有 2 种类型：①阳性携带污染；②阴性携带污染。阳性携带污染指高浓度标本对后续低浓度标本的影响；阴性携带污染指低浓度标本对后续高浓度标本的影响。检测时，稀释液/清洗剂对标本的稀释效应也属此情况。有许多方法可检测携带污染。

5. 检测下限

检测下限可能是最关键的验证步骤之一，尤其是对 CSF 细胞计数。制造商必须规定总有核细胞计数和红细胞计数的下限，且此下限不应低于制造商建议的限值。临床实验室计划分析的所有体液类型均应实施检测下限的验证，以证明标本的基质效应。验证时，没有必要使用不同批号的试剂。

了解各种低浓度不同限值及其之间关系，并验证制造商声称的限值很重要。

（1）空白限：是多个空白标本经重复测量所获得的空白标本最高测量值。

LoB 验证：如可能，则重复测定一种类型以上、不含任何细胞的体液。建议使用体液标本，以避免基质效应，但如不可能使用体液标本，则可用稀释液。每个标本应至少重复检测 10 次。考虑到实验室环境不同，此项研究至少应进行 2 日。没有必要连续数日进行检测，此取决于标本的可用性。如制造商有特定的 LoB，而重复测定的结果中最少有 3 次小于或等于制造商 LoB，则可接受制造商声称的 LoB。

（2）检出限或分析灵敏度：是标本中能检出的分析物最低测量值，通过重复检测至少 4 个低浓度细胞计数的标本而获得，标本浓度通常在 LoB 到 4 倍 LoB 范围内。

LoD 验证：如制造商有特定的 LoD，则采用等同于制造商声称的低浓度标本和相同的程序。如 95% 的结果一致，则可使用制造商声称的 LoD；否则，实验室必须建立自己的 LoD。

（3）定量限：是在可接受的精密度和正确度下，可检出的标本分析物最低测量值，须符合临床实验室对准确度或总允许误差的要求。各限值之间的关系是 LoB<LoD≤LoQ。LoD 和 LoQ 常为相同的值，但必须高于 LoB。

LoQ 验证：无论观察到的 LoD 精密度是否符合临床实验室设定的可接受精密度目标，均需做 LoQ。可使用检测 LoD 相同的过程测定 LoQ。LoD 或 LoQ 是可靠检测的最低细胞计数值，故符合临床实验室不确定度即偏倚和不精密度的目标。

CLSI H56 文件指出，制造商须注明灵敏度限值，即每种体液成分的最低检出浓度。临床实验室操作规程应详述遇到标本成分浓度接近或低于灵敏度限值时应采取步骤（如浓度接近或低于灵敏度限值时替代方法）。仪器准确可靠地检测并计数低浓度红细胞和有核细胞能力很重要。灵敏度取决于仪器携带污染、精密度和正确度，须对制造商确定的检测限进行灵敏度验证。有关检测限验证的详细要求见 CLSI EP17 文件。

6. 分析特异性（包括干扰因素）

制造商应确定任何可能会导致结果错误的干扰物。体液中干扰物可以是小凝块、结晶等任何物质，临床实验室应查出这些干扰物对结果的影响。研究应预先确定考虑实验室的特定患者群体，应涵盖各种体液类型，包括有干扰物的体液和来自各种疾病状态的患者的体液。此项研究可纳入患者的相关性研究。

CLSI H56 文件指出，仪器准确识别体液有形成分的能力可能会受到干扰物质的影响。制造商应清楚标识体液检测时任何可能的干扰物质。有关方法精密度和正确度验证的详细要求见 CLSI EP5 和 EP15 文件。

7. 分析测量范围

指细胞计数的范围，是仪器未经任何预处理（如稀释标本）能准确测量的能力。应使用和体液基质相似的标本进行研究，因此，建议临床实验室对仪器预期要检测的每一类型体液均作线性研究。

制造商必须确定 AMR，临床实验室有责任验证这些声明。此可经检测制造商声称的线性范围内 5~7 个浓度予以证明，每个浓度应重复测定 3 次，并使用制造商建议的稀释液。重要的是，要使用医学决定值、最高浓度和检测下限值的细胞计数浓度，尤其是 CSF 标本。

在验证期间，可能很难找到高浓度的标本。若日后收到高值标本，可再复做线性研究，并更新临床实验室方案，以反映更高的检测上限。

CLSI H56 文件指出，制造商须注明所测体液中每种成分的可接受 AMR。临床实验室操作规程应详述遇到标本浓度超过 AMR 限值时须采取的步骤（如对浓度超过 AMR 上限时稀释处理或低于 AMR 下限时替代方法）。

（三）质量保证要求

自动计数的体液标本与外周血标本的处理过程不同。临床实验室应注意标本采集过程的分析前变异，包括影响可报告结果的容器类型、标本运送和储存。标准操作规程应包括标本处理、仪器模式更改和标本检测等所有步骤。每个临床实验室必须有标准操作规程，此规程应遵循所在地区建议的指南。

1. 标本前处理

制造商声称的预期用途必须表明标本检测前是否须做特殊处理。如为了降低滑膜液标本的黏度，会用透明质酸酶对标本进行预处理。很多文献报道标本采集后数小时内就会发生细胞退化、溶解和细菌生长，此取决于所用时间、储存条件和标本类型。应在标本稳定的时间内检测标本，而两种方法之间的相关性比较则应在 2 小时内完成。

2. 标本量

大多数临床实验室进行验证或确认研究时，面临的最大障碍可能是标本的可利用性。一旦决定做自动体液计数，就应将数据收集整合到每日常规的工作之中。每次收到标本时，应采用两种方法检测，即当前方法和验证方法，并保存数据供日后统计比较。累积数据应定期审核，以确保各类体液都得到验证，并确定何处存在较差的相关性，应在标本之间查找各种常见原因。

对小型临床实验室而言，要满足验证研究所需标本数量会很难。重要的是，只有足够的标本量才能达到有效的统计，并确保仪器能提供真实的结果，特别是在医学决定值的水平上。在实际问卷调查中，对验证标本用量问题进行了提问，而实验室使用的标本量为 1～10份，有的甚至大于 80 份。为了有效统计，对每一标本类型，建议至少使用 40 份标本进行研究。

3. 背景核查

在检测任何标本，尤其是 CSF 标本前，应确保吸样通道清洁，以避免标本受污染。如在开管模式下检测标本，对进样针外部进行清洁也是规范实验室的做法。背景计数必须小于或等于空白值下限，否则应重做。如复做后背景计数仍很高，则仪器应进行清洗或日常维护。

4. 处理假性结果的程序

检测结果未经复核，则不应接受，此时大多数系统会出现报警。临床实验室操作程序应说明体液标本发生报警时，应如何进行调查和采取所需的措施。这些程序应包括：如何检出造成假性结果的各种碎片或细胞团块，以及表明是否有必要使用替代的计数方法。方法可采用外观检查或湿片显微镜检查。如实验室政策认为，对不可弥补的标本，即使不合格，也应检测，则实验室检测报告应包括对这些不合格的发现及对结果准确性影响程度的描述。

还应注意鉴别标本中非细胞物质，特别是引起计数结果假性增高或阻塞计数孔的物质。

5. 结果超出报告范围的处理程序

当检测结果超出实验室验证的 AMR 时，临床实验室必须确定每种体液的可报告上限和下限（见分析测量范围和线性）。临床实验室应有处理超出可报告范围上限和下限标本的书面程序，包括结果超出 AMR 实施稀释的程序。

6. 测量单位

要求临床实验室表明用于报告体液细胞计数的测量单位，而调查结果显示临床实验室使用了不同的测量单位，此可造成医生的困惑。因此，建议自动体液计数使用与全血细胞计数相同的测量单位，这样还可能消除导致错误结果的计算过程。在患者报告中应明确标明所用的测量单位。

7. 室内质量控制

必须对定量检测体液标本的分析系统进行控制。虽然有可用的商品化体液质控品，但也存在一些困惑，即有无必要做独立的质控或是否可接受日常使用的商品化 CBC 质控品。新近的血液分析仪具有特定的体液检测模式，而重要的是，要了解此模式与 CBC 模式相比，是否有不同的检测通道、吸样路径、标本稀释、报告模式、计数体积或细胞分析。如体液标本采用不同的检测方法，则需有独立的质控品。也有用于检测仪器体液 AMR 下限值的商品质控品。其他应考虑的是细胞分类计数是否由仪器报告。有些仪器报告两分群细胞，此为体液商品化质控品的组成部分。

CLSI H56 文件指出，对自动化仪器进行质控可确保仪器运行正常，并符合制造商的操作说明。注意质控品应与标本处理和检测过程一致（如两者检测通道一样）。适当的质控检测包括检测系统的背景计数，对须使用体液检测系统的其他液体（如稀释液、细胞溶解剂等不属于仪器主要检测液体）也要做质控。除非制造商对质控检测有特别的说明，临床实验室须按当地认证机构要求，将质控检测作为常规工作。美国病理学家学会（CAP）规定，如血液和体液在同一台仪器上检测，则无须使用不同的质控品。

8. 能力验证

能力验证是临床实验室认可的要求。对临床实验室来说，如无来自外部能力验证计划可用的检测标本，则必须由其他方式来证明检测准确性的能力，如采用盲样检测或临床实验室之间的标本交换及比对，以满足与法规的符合性。

除仪器所分析的体液类型不同外，对体液细胞自动计数仪进行的确认/验证，应视为与外周血细胞标本自动计数的验证一样。最为重要的是，确定体液细胞低值计数的正确性和精密度。验证/确认的目的就是确定仪器适合其预期用途，并识别任何潜在的误差，此误差可提供错误结果，这可能会影响患者的诊疗。

（何　漪）

第六节　脑脊液检验与疾病诊断

有很多 CNS 疾病会引起 CSF 理学、显微镜、化学和免疫学变化，而每种疾病都有各自的发病机制。原发性 CNS 疾病会引起 CSF 分析结果的变化，包括出血、感染、恶性肿瘤和脱髓鞘性疾病。另外，系统性代谢性疾病（如肝性脑病）也会影响 CNS，比选择性分析相关物质更有价值。

CSF 检验是准确诊断脑脊髓膜腔感染和肿瘤的重要试验。CSF 分析也有助于评价中枢或外周神经系统脱髓鞘病变和颅内出血，特别是在影像学不确定时。脑脊液检验常能提示重要的病理性改变线索。如白细胞计数增高常见于感染、炎症性疾病和肿瘤等。白细胞分类计数有助于提示特定病原体，如中性粒细胞提示细菌感染；单核细胞提示病毒、真菌感染或免疫性病变。在细菌、真菌感染或某些特殊病毒（如腮腺炎病毒）感染和结节病时，葡萄糖浓度会显著降低。而蛋白质浓度增高可见于各种疾病，如感染和脱髓鞘神经病变。

CSF 中出现红细胞可见于下列继发性的出血情况，如高血压脑出血进入脑室、脑底Willis 环的动脉瘤破裂出血入蛛网膜下腔、创伤性血肿和血管畸形的出血。

脑膜炎是软脑膜的一种炎症，常由感染所致。感染性病原体包括细菌、病毒、真菌和寄生虫。病原体通过血流播散、直接种植、从鼻窦或附属结构（如牙齿）扩散或通过外周神经（如嗜神经病毒）到达脑部。炎症机制与其他部位病变的过程相似。细菌释放各种趋化肽和内毒素来裂解补体，产生化学趋化剂 C5a 和毒素，引起宿主反应。血管变化导致血脑屏障通透性增加，血浆渗出，除葡萄糖减低外，脑脊液成分类似于血浆成分。白细胞迁移入毛细血管进入间质和脑脊液的过程为血细胞渗出的过程。

原发性或继发性恶性肿瘤细胞可脱落进入 CSF。原发性肿瘤（如神经胶质瘤）可沿着蛛网膜下腔播散，15%的病例可通过细胞学检出，脑室液比腰椎穿刺液更易检出。转移性肿瘤可通过血行播散到脑部，并浸润脑实质或脑膜。若转移仅浸润脑实质，20%的病例细胞学检查可阳性，若浸润脑膜，首次细胞学检查的阳性率可增加到49%。肿瘤常伴新生血管形成。与中枢神经系统毛细血管的致密顶膜相比，新生血管具有毛细血管系统的结构特点，内皮细胞之间存在裂隙，因此，对蛋白质和大分子物质的通透性增加。

脱髓鞘疾病也可导致 CSF 异常。CSF 中可见脱髓鞘的产物（如髓鞘碱性蛋白）、来自损伤组织的白细胞、由损伤组织局部合成增加的寡克隆免疫球蛋白。

一、感染性疾病

1. 急性细菌性脑膜炎

据 WHO 估计，急性化脓性脑膜炎的年发病率为（3～10）/10 万，病死率为10%～15%。病原体引起软脑膜的血行感染，CSF 中会出现特征性细胞和化学变化。细菌谱与患者年龄、暴露和各种伴随疾病有关，如新生儿的常见病原体是革兰阴性大肠埃希菌和假单胞菌属，也可见 B 组链球菌和李斯特菌；<15 岁儿童常见病原体，在未接种疫苗前以流感嗜血杆菌为主，在接种后以脑膜炎奈瑟菌和肺炎链球菌为主；成人最常见的病原体是肺炎链球菌，少见脑膜炎奈瑟菌；免疫抑制人群多为李斯特菌；颅脑创伤、神经外科手术和败血症的成人可出现革兰阴性菌所致的院内感染性脑膜炎。

2. 慢性脑膜炎

引起慢性脑膜炎的最重要的细菌是伯氏菌属、梅毒螺旋体、结核分枝杆菌和李斯特菌等，其他细菌少见，如布鲁氏菌、土拉巴斯德菌、钩端螺旋体病、诺卡菌属和放线菌。脑膜外感染和亚急性细菌性心内膜炎也可导致脑膜浸润。原则上，头痛持续 4 周以上，伴轻度发热，需排除慢性细菌性脑膜炎。慢性细菌性脑膜炎的 CSF 特征性表现较急性脑膜炎不明显，鉴别诊断需考虑一系列疾病。常需数次腰椎穿刺，加上微生物检验、暴露史、系统损害和伴随症状综合分析才能明确诊断。

3. 脑脓肿

弥漫性感染、血源性转移浸润、开放性颅内损伤、神经外科手术后感染和免疫抑制剂等是造成颅内脓肿的主要因素，可检出一系列病原体，如各种细菌、真菌、原虫和蠕虫。脑脓肿可以是孤立性也可以是多发性的。若怀疑脑脓肿，首先进行影像学诊断，随后做 CSF 分析识别病原体。CSF 的变化随疾病阶段、脑脓肿定位和近蛛网膜下腔解剖部位而异。

（1）炎症反应期：CSF 炎症反应主要发生在脑组织感染前 10 日，细胞常每微升数百个，以中性粒细胞为主，可见颅内 IgA 合成。一旦脓肿穿孔进入蛛网膜下腔，在炎症反应后期 CSF 也可见类似的表现。

（2）正常 CSF 期：囊状期脓肿，CSF 表现正常。

（3）细胞增多期：CSF 显示轻度、非特异性混合细胞增多，以单个核细胞为主。罕见粒细胞比率超过 50%。大多数淋巴细胞显示轻度活化，常检出巨噬细胞。Qalb 常中度增高>20×10^{-3}，总蛋白质超过 1 500 mg/L。第二周出现局部免疫反应，蛛网膜下隙内常合成 IgA，葡萄糖正常或轻度增加。

4. 中枢神经系统病毒感染

中枢神经系统病毒感染常为系统性病毒感染。病毒播散入 CNS 常通过血液或伴随外周神经。许多 CNS 和外周神经系统病毒感染的临床症状少有足够的特异性。明确 CNS 病毒感染的诊断需直接和（或）间接检出病原体。

1 型和 2 型单纯疱疹病毒（HSV）均可引起疾病。HSV-1 主要通过密切接触或飞沫传播，病毒主要潜伏在三叉神经节。HSV-2 主要通过性接触和母婴传播，病毒主要潜伏在骶神经节。人类约 90%HSE 由 HSV-1 引起，约 10%由 HSV-2 引起，且 HSV-2 所致的 HSE 主要发生在新生儿。CSF 的 HSV-DNA 检测是金标准，灵敏度为 75%~98%，特异度为 100%。

水痘—带状疱疹病毒（VZV）：普遍存在，通过飞沫传播。大多数感染 20 岁人群，30%~60%感染者会出现临床症状。急性期 CSF 检测 VZV-DNA 的灵敏度>95%。约 50%的 VZV 脑膜炎患者，在 6 日后出现病原体特异性体液免疫反应，VZV 抗体检测的灵敏度几乎达到 100%。

巨细胞病毒（CMV）：属于疱疹病毒家族。感染可发生于任何年龄段，即使是胚胎期，0.1%~0.5%新生儿已感染 CMV，随年龄增大，70%~80%的人群出现抗体。免疫缺陷病或免疫抑制病患者，原发性或继发性 CMV 感染可导致严重并发症。CSF 显示粒细胞或混合细胞增生，总蛋白量不定。PCR 直接检测 CSF 中 CMV 的灵敏度为 86%~95%，特异度为 87%~94%。

人类免疫缺陷病毒（HIV）：是获得性免疫缺陷病的病因，RNA 病毒属于逆转录病毒家族。有两种血清型：HIV-1（亚型 A-H、M、O）和 HIV-2。该病毒主要感染 CD4 阳性 T 淋巴细胞、巨噬细胞和单核细胞，少数感染 B 淋巴细胞、星形细胞和内皮细胞。神经学并发症的类型和发生频率与 HIV 感染分期有关，最常见感染发生于 C 期，此时 CD4 细胞计数低于 150×10^6/L。40%~80%的无症状 HIV 感染患者 CSF 早期会有变化，典型表现为：轻度淋巴细胞和浆细胞增多，出现寡克隆蛋白带（约 70%病例）；80%患者会出现 HIV 抗体；疾病后期因 B 淋巴细胞激活使颅内合成 IgG、IgA 和（或）IgM 增加；出现神经系统机会感染，包括病毒感染（如 CMV 和 VZV）、弓形虫感染、真菌感染和神经结核，因免疫系统严重紊乱，推荐采用分子诊断方法。

5. 真菌和其他机会病原体感染神经系统

（1）刚地弓形虫：是一种专性细胞内寄生虫。人类通过摄入未煮熟的肉类感染，特别是猪肉。大多数感染是获得性的，临床无症状或有流感样症状。寄生虫穿过肠壁后，随血流进入肌肉和 CNS，有免疫力的人形成无症状的包囊，在细胞免疫功能受损时，速殖子释放，感染邻近神经元和星形细胞，导致局灶性中枢肉芽肿性坏死。活检检出弓形虫可直接诊断，也可做动物实验或组织培养。CSF 显微镜检查多阴性。PCR 检测 CSF 中弓形虫的诊断灵敏度为 50%，特异度为 100%。采用免疫荧光技术或 ELISA 法血清学试验检测脑弓形虫病几乎都为阳性，仅 3%~6%的患者显示阴性结果。

（2）新型隐球菌：是最常见的选择性感染中枢神经系统的真菌。该病影响 T 细胞介导免疫缺陷的个体，如 AIDS（约 5%）、癌症、实体器官移植者、长期皮质类固醇治疗或化疗的患者，吸入鸟类粪便内的隐球菌而感染。根据免疫缺陷程度，感染可局限于肺部或弥散入血液而到脑部和脊髓。CSF 印度墨汁染色直接检出病原体可作为实验室诊断依据，该法对60%~70% 的非 AIDS 患者和 90% 的 AIDS 患者能查到隐球菌。若墨汁染色结论不明确，培养是金标准。检测隐球菌抗原也可用于诊断。

（3）念珠菌：念珠菌病主要见于免疫抑制的情况，如 AIDS、长期免疫抑制剂治疗、癌症、低体重早产儿、长期强化治疗的患者。疾病诊断给予 CSF 培养和抗原检测。抗原检测的缺点是特异度低。约 40% 的患者显微镜检查可成功检出病原体，但真菌常常很少。CSF 非特异性变化或类似于细菌性脑膜炎。

6. 神经梅毒

经历了长时间的下降后，20 世纪 90 年代梅毒又开始增加了，年新发病例为 2/10 万，神经梅毒发生率低于新发病例，约 0.1/10 万。梅毒螺旋体属于螺旋体科，形态上很难与斑点密螺旋体和雅司螺旋体相鉴别。神经梅毒的临床特征与疾病分期有关，在二期，约 5% 继发性梅毒患者出现孤立性无症状脑膜炎，而颅神经麻痹、多神经根炎和血管综合征明显较少；在潜伏期，可见无症状神经梅毒，患者有炎症性 CSF 综合征，无临床异常；在三期，4 年后出现脑膜血管神经梅毒，临床症状可从脑膜刺激症状到急性脑梗死症状，当有病理解剖相关的脊髓痨时，即慢性进行性脊神经根神经节炎，出现典型的临床症状，如下肢反射消失、刀刺性痛、步态共济失调、高血压和尿失禁，进行性麻痹类似于慢性脑炎的典型症状。

二、自身免疫性疾病

1. 多发性硬化症

多发性硬化症是慢性脑脊髓炎，产生特征性 CSF 异常，具临床表现和 MRI 的炎症病变证据可作出诊断。

2. 神经系统结节病

结节病是未知病因的多系统疾病，主要累及皮肤、肺和淋巴结。受本病影响的器官出现上皮样肉芽肿。累及中枢和外周神经的神经系统结节病较罕见，占系统性结节病患者的5%，在总人群中发病率<0.2/10 万。神经系统结节病诊断很难，多基于系统性结节病的表现和排除其他神经系统疾病。实验室检查具有补充诊断的价值，但没有特异的标志物。

3. 僵人综合征

僵人综合征（SPS）是自身免疫性或副肿瘤性（罕见）慢性脑脊髓炎，SPS 和很多自身免疫病有关，如 1 型糖尿病、甲状腺炎、恶性贫血、银屑病、结缔组织病、白癜风和重症肌无力。

4. 吉兰—巴雷综合征

吉兰—巴雷综合征或急性特发性多神经炎是快速进行性驰缓性四肢软弱和反射消失的表现。按病理性脱髓鞘或轴突损害程度分为数个亚型。

三、脑缺血和出血

1. 缺血性脑梗死

急性脑梗死的实验室检查需做下列基本试验，包括全血细胞计数、血清葡萄糖、凝血试验、肝脏酶、肾功能和血气分析。当无意识模糊和特定局灶性神经症状时，需排除其他疾病。

在缺血性脑卒中的急性期，CSF 检查的价值较小。当颅内压增高时是绝对禁忌证。在急性后期出现大面积梗死，当颅内压正常时，CSF 分析有着重要的价值，可用于休克病因的诊断和鉴别诊断。

2. 颅内出血

10%～15%的脑卒中患者是由颅内出血所致。在急性期，基本实验室检验项目同缺血性脑梗死，但 CSF 检查通常不适用。在急性后期，CSF 检查可查找病因，与血管炎相鉴别。

3. 蛛网膜下腔出血

蛛网膜下腔出血的临床特征是严重、突然的头痛，颈部僵硬、意识模糊和局部神经功能缺陷。最重要的诊断方法是颅脑 CT，12 小时内诊断灵敏度达 98%，随后逐渐减低。按专家建议，当 CT 阴性时，需做腰椎穿刺作为最佳诊断标准。

四、痴呆

阿尔茨海默病是最常见的痴呆原因。最重要的危险因素是年龄。60～70 岁的年新发病率为 0.5%，85～90 岁的年新发病率为 2%～8%。约 10%的阿尔茨海默病为家族性。该病分为临床很可能和临床可能两型，明确诊断仅可通过神经病理学检查获得。仅 80%临床诊断为阿尔茨海默病的患者符合神经病理学标准。至今，CSF 分析可排除急性或慢性炎症。许多阿尔茨海默病患者会出现 Aβ 肽 1－42 水平减低（<450 pg/mL）和总 tau 蛋白水平增高（>450 pg/mL）。

克—雅病的发生率约为 0.1/10 万。10%～15%的患者是遗传性，主要症状是快速进行性认知障碍，认知障碍早期诊断特别困难，与其他类型的认知障碍容易混淆。CSF 中 tau 蛋白增高，通常超过 1 300 pg/mL。

（何 漪）

第五章

阴道分泌物检验

阴道分泌物实验室常规检查项目包括理学检查、显微镜检查、化学与免疫检查。生育年龄女性有一定程度阴道分泌物（白带）是健康现象。正常时，阴道和外阴常有少量分泌物保持湿润。阴道分泌物由阴道黏膜渗出物、宫颈腺体及子宫内膜分泌物组成，含阴道上皮脱落细胞、白细胞等。通常透明、白色、无味、黏度高。宫颈黏液量变化随月经周期激素波动。排卵前，雌激素水平增加，由黏稠变为清晰、湿润、有弹性和滑爽。排卵后，雌激素水平下降，孕激素水平升高；宫颈黏液变厚，黏性增加。阴道的环境是一个动态生态系统，含约 10^9 个菌落形成单位。阴道有一些定植共生菌（正常阴道菌群）。正常菌群主要是乳酸杆菌，其他为潜在的病原菌。青春期雌激素水平升高，致乳酸杆菌分解阴道上皮的糖原产生乳酸。因此，阴道环境为酸性，通常 pH≤4.5。酸性环境和其他免疫因子抑制细菌生长。有些乳酸杆菌可产生强效杀菌的过氧化氢。其他共生菌包括厌氧菌、白喉杆菌、凝固酶阴性葡萄球菌和甲型溶血性链球菌。有些共生菌过度生长，可引起阴道分泌物改变，包括白念珠菌、金黄色葡萄球菌、无乳链球菌（B 组链球菌）等。

生育年龄女性异常阴道分泌物最常见原因有 3 类：①感染（非性传播性），细菌性阴道病、念珠菌病（念珠菌性阴道炎）；②感染（性传播性），阴道毛滴虫、沙眼衣原体、淋病奈瑟菌、单纯疱疹病毒；③非感染性，异物（如滞留卫生棉条、避孕套）、宫颈息肉、宫颈糜烂、生殖道恶性肿瘤、瘘管、过敏反应。

妇科患者常主诉阴道溢液、不适、异味。其主要病因是细菌性阴道炎、念珠菌病和滴虫性阴道炎。虽然，这 3 种疾病临床症状很相似，但病原体各不相同，治疗也截然不同，故在开始治疗前，明确病原体非常关键。有时，有必要对患者的性伴侣同时进行诊治，以免再次感染。

阴道分泌物的实验室检查，主要是外观理学检查、显微镜检查、化学与免疫学检查。理学检查、显微镜直接湿片检查、胺试验或"胺臭味试验"、加氢氧化钾（KOH）镜检和革兰染色有助于鉴别细菌性阴道炎、念珠菌病和滴虫性阴道炎。虽然这些检查项目简单易行，但结果准确性仍依赖于检验人员的经验和技术能力。检测阴道分泌物可鉴别阴道溢液和阴道不适的病原菌，有助于医生及时诊治阴道炎/阴道病。

第一节　标本采集与处理

阴道分泌物的正确采集、处理和储存，可使检测微生物及其他细胞成分更为有效。通过理学、显微镜、化学与免疫学检查，可诊断外阴、阴道各种炎症性疾病。

一、标本采集

在阴道穹隆部采集阴道分泌物时，应避免窥阴器使用抗微生物制剂的润滑油。用灭菌拭子（头部包有聚酯棉球）或用灭菌圈无菌采集。选择采样器材很重要，棉球对淋病奈瑟菌有不良反应，木质器材对沙眼衣原体有不良反应。可使用一个或多个拭子采集标本。标本采集后应尽快送检。申请单上，除写明患者信息外，还应包括患者与疾病相关情况，如月经状况，是否接触性传播疾病，是否使用阴道润滑剂、阴道霜剂、阴道冲洗器等。

二、标本储存

阴道分泌物标本应尽快送检，否则应于室温保存。冷藏不利于淋病奈瑟菌复苏并可影响阴道毛滴虫滋养体的识别（因检查依赖于其特征性运动）。然而，检测沙眼衣原体或病毒（如单纯疱疹病毒）的标本应冷藏保存，以防止正常菌群大量生长。

三、标本制备

包括用于生理盐水显微镜检查涂片、氢氧化钾涂片、阴道酸碱度检查和胺（胺臭味）试验。

（崔国营）

第二节　理学检查

阴道分泌物理学检查主要包括颜色、性状、气味和量。

一、颜色、性状与气味

正常阴道分泌物为白色稀糊状，无气味。病理情况下，阴道分泌物外观呈黄色或黄绿色脓性，味臭，多见于滴虫性或化脓性阴道炎等。呈脓性泡沫状，多见于滴虫性阴道炎。呈豆腐渣样，多见于真菌性阴道炎。呈黄色水样，多见于子宫黏膜下肌瘤、宫颈癌、输卵管癌等引起的组织变性坏死。呈血性伴臭味，多见于恶性肿瘤、宫颈息肉、老年性阴道炎、慢性宫颈炎和使用宫内节育器的不良反应。呈灰白色、奶油状和稀薄均匀状，多见于细菌性阴道病。呈无色透明黏液样，见于应用雌激素后和卵巢颗粒细胞瘤。

二、量

正常阴道分泌物量多少不等，与生殖器官充血和雌激素水平有关。病理时，可见分泌物量增多，如应用雌激素、精神刺激、盆腔肿瘤、子宫后屈、慢性全身性疾病、慢性宫颈炎、子宫颈内膜炎、宫颈糜烂和恶性肿瘤（宫颈癌、阴道癌、宫体癌、输卵管癌）等。

（崔国营）

第三节 显微镜检查

阴道分泌物标本的显微镜检查主要包括直接湿片检查或革兰染色检查。

一、检查方法

1. 直接湿片检查

一般将采集的阴道分泌物拭子直接置于 0.5～1.0 mL 无菌生理盐水（0.9% 氯化钠溶液）中，取出适量涂片，进行镜检。或者取 1 滴无菌生理盐水置于载玻片上，将阴道分泌物拭子涂抹制片后镜检。可用亮视野显微镜或相差显微镜在低倍镜（100 倍）和高倍镜（400 倍）下观察。低倍镜是用于标本成分总体筛检评价，如评估上皮细胞参数有细胞数、细胞类型、是否有聚集现象。通常湿片直接镜检可见红细胞、白细胞、细菌大致形态、酵母菌、菌丝/假菌丝、毛滴虫、线索细胞、副底层细胞、基底层细胞和鳞状上皮细胞等。

2. 胺（氢氧化钾）试验湿片检查

本检查又称"胺臭味试验"。方法是：在玻片上滴加阴道分泌物悬液，将 1 滴 10% KOH 直接滴加在悬液上，即刻判断是否有"鱼腥"挥发味。此刺激性的恶臭味是三甲胺，因添加了 KOH 后 pH 改变引起胺类挥发产物。细菌性阴道病时，阴道菌群改变，产生胺类细菌显著增多。阴道分泌物改变和脱落上皮细胞的增多与胺类增加有直接关系。正常阴道分泌物经本试验检查为阴性。

二、病原体检查

阴道分泌物湿片镜检可见的主要病原体如下。

1. 细菌

阴道中菌群复杂多样，健康人阴道中的主要细菌是占 50%～90% 的乳酸杆菌，其形态鲜明，大且无动力，革兰染色阳性杆菌，代谢产物为乳酸，可维持健康阴道酸性环境（pH 3.8～4.5）。此外，部分乳酸杆菌产过氧化氢，帮助平衡阴道菌群，防止其他细菌繁殖，特别是阴道加德纳菌和普氏菌。乳酸杆菌和鳞状上皮细胞数量减少代表菌群失调。正常阴道分泌物也可见少量其他形态的细菌，若其数量增多甚至占优势则视为异常。这类细菌包括小且无动力，革兰染色不定的球杆菌（如阴道加德纳菌）；细且弯曲，有动力，革兰染色不定的杆菌（如动弯杆菌属）；革兰染色阳性球菌（如消化链球菌属、葡萄球菌、链球菌、肠球菌属）；革兰染色阴性杆菌（如普氏菌属、牙龈卟啉菌属、类杆菌属、大肠杆菌类）。

2. 酵母菌

正常阴道分泌物中也偶见酵母菌或芽生孢子。由于酵母菌和红细胞看上去相似，要鉴别两者可用 KOH 来溶解红细胞。典型酵母菌直径为 10～12 μm，革兰染色阳性。酵母菌数量增加（1+或更多）或查见菌丝、假菌丝，则考虑异常，为酵母菌感染（如念珠菌感染）。

3. 毛滴虫

毛滴虫是带有鞭毛的原虫，可引起阴道上皮炎症。其形态呈梨形或萝卜形，也有呈球形、长方形、香肠形。大小为 5～30 μm，平均 15 μm。阴道毛滴虫须在无氧环境中繁殖，最适生长代谢所需 pH 为 6.0。可根据毛滴虫的特殊运动来辨认。借助 4 根前鞭毛和向后延伸体长一半的波动膜，毛滴虫得以运动。鞭毛提供向前的推力，波动膜的波浪状运动使虫体可旋转。一根后鞭毛有黏附阴道的黏膜作用，也是毛滴虫病引起组织损伤的潜在原因。不运动或死亡的毛滴虫因其形似白细胞而很难鉴别。毛滴虫死亡后先失去动力，随后波动膜停止，最后成团，看上去像白细胞。染料对毛滴虫有害，所以湿片染色对鉴别毛滴虫没用。毛滴虫对生长环境要求高，一旦离开阴道黏膜会立即死亡。所以如怀疑滴虫性阴道炎，应制作阴道分泌物湿片，采样后尽快镜检。但也有文章报道，毛滴虫生存能力比较强，能在 25~42 ℃条件下生长繁殖，3~5 ℃低温可生存 21 日，在 46 ℃时能生存 20~60 分钟，脱离人体后在半干燥的条件下也可生存数小时。

4. 血细胞

健康人阴道分泌物中存在白细胞，整张涂片仅有几个至每高倍镜视野下几个。白细胞数量变化与女性月经周期相关，排卵期和月经期时白细胞数会增高。阴道分泌物通常无红细胞，月经期或月经期前后采集的标本例外。因此，标本送检时应注明患者与疾病相关情况，这一点非常重要。

5. 上皮细胞

阴道内壁覆盖复层鳞状上皮。对阴道黏膜组织采样时，会同时采集到大量鳞状上皮细胞，也是正常阴道中的主要细胞，直径为 30~60 μm，薄而扁平，扁平状形态易于识别，核小、居中，胞质丰富，细胞老化后成细颗粒状。细胞退化引起的细胞内透明角质颗粒与线索细胞粗糙外形有显著区别，不可混淆。

(1) 线索细胞：大量细菌附着于上皮细胞胞膜而形成，是细菌性阴道病诊断标志物。因胞膜表面附着大量细菌，胞质内有细小颗粒，细胞边界不清，也可不见胞核。细菌不一定会包裹整个线索细胞，但至少覆盖 75% 胞质。镜检人员凭借技术和经验可区别正常退化的内含透明角质颗粒的上皮细胞和附着细菌的线索细胞。透明角质颗粒的大小多变，体积比细菌大，这两点有助于区分两者。

(2) 副底层细胞：位于阴道黏膜组织的鳞状上皮细胞下层，所以正常阴道分泌物中无或少见副底层细胞。月经期采样时或绝经后采样时，细胞数会增加。细胞直径在 15~40 μm，呈椭圆形或圆形，胞质边界清晰，其形状和大小与泌尿系统移行上皮细胞相似。但核质比更小（1：1~1：2）。副底层细胞数增多常见于萎缩性阴道炎和脱屑性阴道炎。

(3) 基底层细胞：源于阴道复层上皮的基底层。其大小与白细胞相似，直径在 10~16 μm，核质比为 1：2。湿片中如查见基底层细胞则为异常，阴道分泌物中出现基底层细胞常伴大量白细胞，常见于脱屑性阴道炎。

三、注意事项

制作直接镜检湿片时，标本悬液上加盖玻片，避免产生气泡。制作镜检湿片的同时要加盖玻片，并预留 1 张湿片加 KOH 以溶解上皮细胞和红细胞。如需直接镜检，对玻片稍微加热可分解细胞成分，使真菌更易辨识。虽制备 KOH 湿片作用有限，但对发现和鉴别真菌，以及进行胺试验（胺臭味试验）仍有很大帮助。

（崔国营）

第四节　化学与免疫学检查

阴道分泌物的化学与免疫学检查主要包括酸碱度测定和滴虫快速试验，有助于细菌性和滴虫性阴道病的诊断。

一、酸碱度

1. 检测方法

用窄谱 pH 试纸直接接触阴道分泌物，观察试纸色泽变化，并与比色卡比较读数。pH 须在拭子放入生理盐水前使用商品化 pH 试纸来检测。

2. 临床意义

阴道分泌物 pH 对鉴别诊断阴道炎价值较大。正常阴道分泌物 pH 应为 3.8~4.5。pH>4.5 与细菌性阴道病、滴虫性阴道炎和萎缩性阴道炎相关。有些乳酸杆菌可产生过氧化氢，进而加固阴道健康酸性环境。过氧化氢的杀菌作用可抑制内源微生物过量繁殖，如阴道加德纳菌。过氧化氢乳酸杆菌数量减少或消失与细菌性阴道病相关。

3. 检测灵敏度

有研究显示，单一的阴道分泌物 pH 检测对细菌性阴道病的诊断灵敏度就达 73%，而结合临床症状则可提高到 81%。

二、OSOM 滴虫快速试验

1. 检测方法

采用免疫光谱毛细浸片术，将阴道分泌物拭子与缓冲液混合，试带条浸渍混合液，10 分钟后试带上特异性抗体与滴虫细胞内及细胞表面分泌性蛋白抗原结合，显示红色线条为阳性。

2. 临床意义

阴道毛滴虫感染可引起女性阴道炎、尿道炎和男性尿道炎、前列腺炎等病，阴道毛滴虫诊断主要依赖实验室诊断，传统湿片法虽简便价廉，但灵敏度低；OSOM 免疫法相对于湿片法不但有较高的灵敏度，且快速简便，可提高阴道毛滴虫的检出率。

3. 检测灵敏度

在滴虫性阴道炎低感染率（2%）的妇女中，用 OSOM 法快速检测滴虫，与湿片法相比，OSOM 法具有良好的诊断性能，灵敏度 94.7%、特异度 100%、准确性 99.9%、阳性预测值 100% 和阴性预测值 99.9%，可明显降低实验室检测滴虫的劳动力成本。另有研究显示，诊断滴虫性阴道炎灵敏度：湿片法为 83.3%，OSOM 法为 86.1%，培养法为 94.4%。OSOM 法对滴虫性阴道炎阳性预测值为 100%、阴性预测值为 97.1%。

（吕荣春）

第五节　阴道分泌物检验与疾病诊断

美国疾病控制和预防中心指南、英国医学杂志等有关阴道分泌物的检查指出：正常女性阴道分泌物是白色或透明的生理性分泌物，其量随月经周期而变化，其性状并无异常之处。大部分女性一生中会有阴道感染，在各种阴道炎等疾病时，阴道分泌物的性状和成分发生改变。阴道分泌物检查在确定外阴阴道炎、细菌性阴道病（命名"病"的缘由：此为非侵入性疾病）的病原体时很有用。

确定阴道感染的病因有 3 个必要环节：详细病史、体检、实验室检查。阴道分泌物成因可概括为：①非感染性，生理性、宫颈糜烂、异物滞留（如棉条）、外阴皮炎等；②非性传播感染性，细菌性阴道病、念珠菌感染；③性传播感染性，沙眼衣原体、淋病奈瑟菌、阴道毛滴虫等病原体。

阴道最常见的 3 种疾病是：细菌性阴道病，由过度生长的厌氧菌，包括动弯弧菌属、支原体、解脲支原体、阴道加德纳菌等替换阴道菌群引起；滴虫性阴道炎，由阴道毛滴虫引起；念珠菌阴道炎，通常由白念珠菌引起。

从是否分类为性传播疾病的角度看阴道分泌物，可分为：①非性传播感染，常见有细菌性阴道病、外阴阴道念珠菌病；②性传播感染，常见病因为沙眼衣原体、淋病奈瑟菌、阴道滴虫。

根据患者主诉、临床表现、病史、分泌物外观特性；性传播感染风险（<25 岁，新性伴侣或性伴侣>1 个）；使用避孕措施、妊娠、产后、流产后；合并用药、糖尿病、免疫功能低下；非感染因素（异物、宫颈糜烂、息肉、生殖道恶性肿瘤、皮肤科疾病）等情况，可决定是否行阴道分泌物检查。常见阴道分泌物异常疾病如下。

一、细菌性阴道病

细菌性阴道病（BV）曾命名为嗜血杆菌阴道炎、加德纳菌阴道炎、非特异性阴道炎。"细菌性"是指因阴道内有大量不同的细菌，"阴道病"是指临床及病理无炎症改变特征，即不是阴道炎。BV 特征是阴道乳杆菌减少或消失，而相关微生物增多。BV 与盆腔炎、不孕、不育、流产、妇科和产科术后感染、早产、胎膜早破、新生儿感染和产褥感染等发生有关。与 BV 发病相关的微生物包括阴道加德纳菌、普雷沃菌属、动弯杆菌、厌氧拟杆菌、消化链球菌、阴道阿托普菌和人型支原体等。合并 BV 妇女术后并发症、妊娠并发症和 BV 复发风险增加，感染其他性传播疾病的风险也增大，如感染人免疫缺陷病毒（HIV）、淋病奈瑟菌、沙眼衣原体和人单纯疱疹病毒Ⅱ型等。

1. 临床诊断

细菌性阴道病患者可有症状，也可无症状。有症状者表现为阴道分泌物增多，灰白色，稀薄而均匀一致，黏度甚低，伴腥臭味，可伴轻度外阴瘙痒或烧灼感；阴道黏膜无明显充血炎症表现。对疑似患者，应获取就诊时有关外阴和阴道症状的病史。

2. 实验室诊断和评估

首先，标本应注意取自阴道侧壁分泌物，不应取自宫颈管或后穹隆。满足下列 4 条标准中 3 条阳性，即可诊断细菌性阴道病：①阴道分泌物匀质、稀薄；②阴道 pH>4.5（pH 多在 5.0~5.5）；③胺试验（胺臭味）试验阳性；④线索细胞（诊断非特异性阴道炎）。其中条件④必备。

注意细菌学检查无滴虫、真菌或淋病奈瑟菌，而白细胞增多，提示宫颈炎。氨试验是阴道分泌物标本加 10%氢氧化钾（KOH），通常用于确定念珠菌或假菌丝，但阴性结果也不排除 BV，因显微镜检查与核酸扩增试验（滴虫）或培养（酵母）相比，灵敏度仅为 50%。在无可用 pH 试纸、KOH 和显微镜检查时，则可用商品化床旁试验诊断。

诊断细菌性阴道病还可参考革兰染色镜检诊断标准：形态典型乳酸杆菌≤5 个/高倍视野；2 种及以上其他形态细菌（小型革兰阴性杆菌、弧形杆菌或阳性球菌）≥6 个/高倍视野。总之，细菌相对比例，总分 0~10 分，正常<4 分，中间 4~6 分，细菌性阴道病>6 分。

英国性病与艾滋病协会指南认为：不能用分离阴道加德纳菌方法诊断 BV，因超过 50% 的正常妇女阴道分泌物标本无法培养加德纳菌。BV 与其他阴道分泌物异常疾病共存，如念珠菌病、滴虫病和宫颈炎。检查前，应告知患者洗浴时尽量避免阴道冲洗，避免使用沐浴露、防腐剂或洗发剂。BASHH 推荐泌尿生殖医学诊断用 Hay/Ison 标准。Hay/Ison BV 诊断标准是：0 级，无菌；1 级（正常），乳酸杆菌为主；2 级（中度），混合菌群，有乳酸杆菌，但也见加德纳菌或动弯杆菌；3 级［细菌性阴道病（BV）］，阴道加德纳菌和（或）动弯杆菌为主，极少或无乳酸杆菌；4 级，革兰阳性球菌为主。

加拿大妇产科医生协会 2015 年有关"外阴阴道炎：筛查和管理滴虫病，外阴阴道念珠菌病、细菌性阴道病"临床实践循证指南指出，细菌性阴道病应采用临床诊断（Amsel 标准）或实验室（革兰染色客观评分系统）标准。阴道分泌物革兰染色法是使用最广泛的诊断细菌性阴道病的微生物学方法，常用的是阴道涂片革兰染色 Nugent 评分法。

二、滴虫阴道炎

滴虫阴道炎（TV）是阴道毛滴虫感染引起的下生殖道炎症。主要经性接触直接传播，其他间接传播途径有公共浴池、浴盆、浴巾、游泳池、坐便器、衣物和污染器械等。滴虫阴道炎与沙眼衣原体感染、淋病奈瑟菌感染、盆腔炎性疾病、宫颈炎、HIV 感染及孕妇发生早产、胎膜早破及分娩低出生体质量婴儿相关。

1. 临床诊断

根据 TV 典型症状和体征易诊断，即白带稀薄、泡沫状、量增多及外阴瘙痒，伴细菌混合感染时呈脓性，可有弥漫、恶臭和黄绿色。患者有灼热感，部分患者有尿频；查体可见外阴阴道黏膜充血，严重者有散在出血斑点。但许多妇女症状轻微或无症状。

2. 实验室诊断和评估

如在典型病例阴道分泌物中镜检找到滴虫即可确诊。镜检是实验室诊断滴虫病的一线试验。

实验室检查滴虫最简便的方法是悬滴法，阳性率 60%~70%，但需立即检查湿片以获得最准确的诊断结果。通常经阴道分泌物镜检诊断阴道毛滴虫病，此法灵敏度仅为 60%~70%，要获得最佳结果，需即刻湿片法检查评价。对可疑患者，如多次悬滴法结果阴性时可行培养，是最为敏感及特异的诊断方法，准确率约 98%。采集阴道分泌物前 24~48 小时，患者应避免性交、阴道灌洗或局部用药；采集不做双合诊检查，窥器不涂润滑剂，采集时及时保温送检。

美国食品和药物管理局（FDA）批准检测妇女滴虫病的试验有 OSOM 滴虫快速检测试验，一种免疫层析试纸毛细管流动技术；Affirm VP Ⅲ，一种评估阴道毛滴虫、阴道嗜血杆菌和白念珠菌核酸探针确认试验，灵敏度>83%，特异度>97%。两者均可在床边检测，但有假阳性，特别是在疾病患病率低的人群中。培养是一个敏感而特异的诊断方法。FDA 批准改良 PCR 法用于检测阴道或宫颈拭子和男、女性尿液阴道毛滴虫，灵敏度为 88% ~ 97%，特异度为 98% ~ 99%。

2014 年，BASHH 关于滴虫阴道炎的诊疗指南认为，临床检查时，约 2% 的患者宫颈呈草莓样外观，5% ~ 15% 的妇女检查时无异常。应从后穹隆拭取分泌物标本；使用阴道拭子进行检查其结果相同。实验室尿液检查也用于评价核酸扩增试验。镜检的灵敏度为 45% ~ 60%，故应谨慎解释阴性结果，检验人员如受过培训，则镜检特异性高。吖啶橙染色检测滴虫灵敏度比湿片高，但未得到广泛使用。床旁试验 OSOM 滴虫快速（30 分钟出结果）检测具有很高的灵敏度（80% ~ 94%）和特异度（>95%），可替代滴虫培养或分子生物学检测（证据水平：Ⅱb；推荐等级：B）。滴虫培养虽是"金标准"，但分子生物学检测的灵敏度更高；分子核酸扩增试验检测 TV，可检测阴道、宫颈拭子、男女两性尿液检测 TV 的 DNA，灵敏度为 88% ~ 97%，特异度为 98% ~ 99%，取决于标本和参考标准。

2015 年，SOGC 指出：阴道毛滴虫是一种常见非病毒传播性感染的病原体，最好采用阴道拭子标本检测抗原，并用免疫法或核酸扩增试验进行评价。免疫法试带快速抗原检测，10 分钟内即可获得结果，灵敏度（82% ~ 95%）和特异度（97% ~ 100%）均高。NAATs 是目前可用于阴道拭子检测阴道毛滴虫最敏感的试验，灵敏度和特异度均在 95% 以上。湿片显微镜观察活动性阴道毛滴虫的灵敏度达 65%，标本应在采集后 10 分钟内进行观察，以提高观察滴虫活动的可能性。阴道毛滴虫培养虽然诊断特异度高（接近 100%），但灵敏度较低（75%）。用巴氏染色筛查阴道毛滴虫，因其灵敏度低，故不考虑用于诊断阴道毛滴虫。

三、念珠菌外阴阴道炎和念珠菌阴道炎

念珠菌阴道炎（CV）是一种常见阴道炎。80% ~ 90% 的病原体为白念珠菌，白念珠菌是真菌。白念珠菌为条件致病菌，此菌寄生于约 10% 的非孕妇及 30% 的孕妇阴道中却不引发症状。念珠菌感染阴道 pH 在 4.0 ~ 4.7（常小于 4.5）。当阴道内糖原增加、酸度增高、局部细胞免疫力下降时，念珠菌繁殖，引起炎症，故多见于孕妇、糖尿病患者及接受大量雌激素治疗者。长期应用抗生素改变阴道内微生物相互制约关系、皮质类固醇激素或免疫缺陷综合征使机体抵抗力降低、穿紧身化纤内裤、肥胖可使会阴局部温度及湿度增加，也可使念珠菌繁殖，引起感染。

外阴阴道念珠菌病系念珠菌侵犯外阴和（或）阴道浅表上皮细胞所致炎症过程。VVC 诱发因素，常先前有抗生素应用史、糖尿病和妊娠等。根据临床表现、微生物检查结果、宿主因素及治疗效果，可将 VVC 分为单纯性和复杂性感染。单纯型 VVC：为正常非妊娠宿主、偶发 VVC 及由白念珠菌所致轻、中度 VVC。复杂型 VVC（10% ~ 20% 患者）：包括复发性外阴阴道念珠菌病（RV-VC）、重度 VVC、非白念珠菌所致 VVC 或异常宿主，如伴有未控制糖尿病、免疫抑制和衰竭。外阴炎症有客观体征而实验室检测无阴道病原体存在时，则阴道分泌物提示机械性、化学性、过敏性或其他非感染性物质对外阴刺激。

1. 临床诊断

CV、VVC 患者典型症状有排尿困难、外阴瘙痒、阴道疼痛、性交疼痛、阴道分泌物异常，体征有外阴水肿、红肿、充血、裂缝、脱皮或增厚，阴道分泌物呈白色凝乳状及外阴阴道局部炎症表现。SOGC 的循证指南指出：75% 的妇女至少罹患 1 次外阴阴道念珠菌病；而复发性外阴阴道念珠菌病是指每年发作 4 次或更多次。

2. 实验室诊断和评估

念珠菌病实验室诊断包括常规微生物学方法、组织病理学检查、免疫化学方法和分子生物学方法。ACOG 关于阴道炎指南中指出：镜检也是实验室诊断念珠菌外阴阴道病一线试验。

（1）阴道分泌物检查：①念珠菌阴道炎阴道 pH 可（<4.5）正常，故检测 pH 不是有用的方法；②阴道分泌物直接涂片镜检，镜检真菌是首要步骤，也是最快速、效价比最具优势的诊断手段；镜检见假菌丝或菌丝与出芽酵母（芽孢）并存是念珠菌属特征，即可初步诊断；非无菌部位临床标本直接镜检见假菌丝及芽孢，提示该菌处于生长繁殖较旺盛状态，虽不可据此诊断念珠菌感染，但综合患者宿主因素、临床表现、影像学和其他实验室检查结果仍可作为考虑侵袭性念珠菌病疑似病例之一；直接镜检结果也为选择真菌培养、念珠菌属种鉴定提供依据；阴道分泌物湿片或 10%KOH 湿片（可提高被破坏细胞掩盖酵母和假菌丝的目视清晰度）镜检可检出酵母菌、菌丝、假菌丝；镜检阴性、有症状者，应考虑阴道念珠菌培养；③念珠菌培养，证明存在真菌，故有助于诊断。

（2）其他检查：①组织病理学检查，是侵袭性念珠菌病确诊诊断，即在正常无菌部位组织病理显微镜镜检见典型念珠菌假菌丝及芽孢、培养结果呈阳性；②免疫生化法，如组织胞浆抗原检测、甘露聚糖检测和 G 试验等，可作为诊断侵袭性念珠菌病辅助指标；③分子生物学法，采用 PCR 法鉴定念珠菌菌种，目前尚缺乏标准化方法。

（吕荣春）

第六章

糖代谢紊乱检验

第一节 体液葡萄糖的检测

一、标本与稳定性

需测定葡萄糖（Glu）的临床标本有血液、尿液、胸腔积液、腹腔积液和脑脊液等。

1. 血液

离体后血液中的细胞、细菌在一定时间内仍可利用其中的葡萄糖，室温下血细胞中糖酵解使血中葡萄糖每小时减少 5%~7%，当有白细胞增多或细菌污染时，葡萄糖利用速率会增加。测定血糖标本多采用血清或血浆，应尽快分离制备。分离血浆比血清快捷，但采用已加促凝剂的一次性真空采血管，也能在 30 分钟内离心分离得到血清。使用血浆需将血液抗凝，氟化钠除可通过抑制烯醇化酶而防止糖酵解外，还具有弱抗凝作用，建议使用氟化物—草酸盐混合物抗凝，使用量为每毫升血液加 2 mg 草酸钾和 2 mg 氟化钠。血浆葡萄糖在 25 ℃稳定 8 小时，4 ℃稳定 72 小时。快速血糖仪则采用全血标本，由于红细胞中葡萄糖浓度较低，空腹全血葡萄糖的浓度比血浆低 12%~15%（在血细胞比容正常时）。一些品牌的快速血糖仪将仪器测定的全血葡萄糖浓度校正为血浆葡萄糖浓度，以便与血浆葡萄糖测定的结果比较。

2. 尿液

尿糖通常做定性检测，可留置随机尿。口服葡萄糖耐量试验中常需多次定时留尿检测。尿葡萄糖定量需留置 24 小时尿液，收集前或第 1 次留尿后应加入防腐剂，可采用 5~10 mL 甲苯或 5 g 苯甲酸钠或采用双氯苯双胍乙烷+0.1%叠氮钠+0.01%氯化苯甲乙氧胺；若不加防腐剂，需留置过程中将尿液 4 ℃储存。

3. 胸腔积液、腹腔积液

可能会含细菌或其他细胞，最好立即进行测定或将标本离心分离出上清液用于测定，未及时测定的标本需冷藏于 4 ℃环境中。

4. 脑脊液

可能含细菌或其他细胞，与胸腔积液、腹腔积液同样处理。

二、葡萄糖测定方法

目前 Glu 定量常规采用酶法。早期的氧化还原法基于 Glu 的还原性，但因血液中存在多种还原性物质的正性干扰，致该法特异性差，已被淘汰。第 2 代方法为芳香胺缩合法，如邻甲苯胺法，需 100 ℃煮沸，更无法自动进行测定，已被酶法取代。

1. 己糖激酶法

（1）原理：葡萄糖+ATP $\xrightarrow{HK}$ G-6-P+ADP，G-6-P+NADP$^+$ $\xrightarrow{G6PD}$ 6-PGA+NADPH+H$^+$。

反应中 NADPH 生成量与标本葡萄糖含量成正比，可在 340 nm 波长监测其吸光度增加值来定量 Glu。式中：HK 为己糖激酶，G6PD 为葡萄糖-6-磷酸脱氢酶。来源于酵母和人血细胞的 G6PD 只能以 NADP$^+$ 为辅酶，而来源于明串珠菌属的 G6PD 以 NADP$^+$ 或 NAD$^+$ 为辅酶均可，NADH 的生成量也在 340 nm 测定。HK 最适 pH 为 6.0~9.0，Mg^{2+} 为激活剂，EDTA 为抑制剂。G6PD 以 NADP$^+$ 为辅酶的最适 pH>8.5，以 NAD$^+$ 为辅酶的最适 pH 为 7.8。

（2）方法性能：该法准确度高，回收率达 99.4%~101.6%；批内 CV 0.6%~1.0%，日间 CV 约 1.3%；线性范围可达 33.3 mmol/L。特异性高于葡萄糖氧化酶—过氧化物酶法，轻度溶血、脂血、黄疸、氟化钠、肝素、EDTA 和草酸盐等不干扰测定；严重溶血标本（血红蛋白>2.0/L）因红细胞内有机磷酸酯及一些酶类释放，消耗 NADP$^+$，可导致 Glu 测定值偏低。该法适合于所有标本的 Glu 测定。严格控制检测条件及采用手工操作时，HK 法为 Glu 测定的参考方法。

2. 葡萄糖氧化酶—过氧化物酶法

（1）原理：葡萄糖+O$_2$+2H$_2$O $\xrightarrow{GOD}$ 葡萄糖酸+2H$_2$O，2H$_2$O$_2$+4-AAP+酚 $\xrightarrow{POD}$ 醌亚胺+4H$_2$O。

式中：GOD 为葡萄糖氧化酶，POD 为过氧化物酶。以上第 2 步称为 Trinder 反应，采用此反应原理来测定的代谢物较多，如胆固醇，包括 HDL-C 和 LDL-C、三酰甘油、尿酸、肌酐等，均可通过 POD 催化底物反应并生成 H$_2$O$_2$，再用 Trinder 反应呈色。

（2）方法性能：GOD 高特异性催化 β-葡萄糖；但 Trinder 反应易受干扰，因为尿酸、维生素 C、胆红素、谷胱甘肽和某些药物等还原性物质可消耗 H$_2$O$_2$，而减弱呈色反应，使测定结果偏低。采用 Trinder 反应作为呈色原理的胆固醇、HDL-C、LDL-C、三酰甘油、尿酸、肌酐测定等，同样受以上还原性物质的负干扰。这种负干扰引起操作者注意的程度，常常与血清中待测物的生理和病理浓度有关。例如，正常人血清肌酐、尿酸浓度很低，每升仅数十或数百微摩尔，因此，在测定常见的高胆红素血清时，可发觉其尿酸和肌酐浓度明显偏低。HDL-C、LDL-C、三酰甘油、胆固醇、葡萄糖等通常在血清中浓度依次增高，所以发现测定结果偏低的情况也依次减少至无法发现。在应用 Trinder 反应作为呈色原理的质量较好的试剂盒，其试剂中常加入维生素 C 氧化酶和胆红素氧化酶等破坏维生素 C 和胆红素，以消除或减少它们对被测物的干扰。因为尿液中尿酸等还原性物质浓度很高，可对本法测定 Glu 造成明显干扰，所以尿糖定量不宜采用。但本法可用于测定脑脊液 Glu 浓度。GOD-POD 法线性范围至少可达 19.0 mmol/L，回收率 94%~105%，批内 CV 0.7%~2.0%，批间 2%左右，日间 2%~3%。准确度和精密度都能达到临床要求，操作简便，适用于常规检验。

（徐亚楠）

第二节　糖尿病急性并发症检验指标的检测

糖尿病急性并发症主要包括糖尿病酮症酸中毒、糖尿病性非酮症高渗性昏迷和乳酸酸中毒等，诊断、监测这些并发症除需测定血液和尿液 Glu 外，还需检测酮体、渗透压、乳酸和丙酮酸、血液酸碱平衡指标以及血浆电解质等，本节叙述酮体、乳酸和丙酮酸的检测方法。

一、酮体的检测

酮体包括乙酰乙酸、β-羟丁酸及丙酮。定性检测主要针对乙酰乙酸，其次是丙酮，β-羟丁酸一般无反应。血、尿标本均可做定性，且血酮体的半定量检测比尿酮体更为准确，因为尿酮体排泄量受尿液浓缩、稀释和膀胱储尿时间的影响。实际检测中主要采用尿标本，原因是多数检测方法标本需要量大，其次是尿液留取方便。乙酰乙酸在菌尿中会被细菌降解，应使用新鲜尿标本并尽快检测；如保存，应密闭冷藏或冷冻，检测时先将标本恢复至室温后再操作。酮体定量检测可针对乙酰乙酸或 β-羟丁酸。

1. 血清乙酰乙酸测定

血液采集后 20 分钟内分离血清或血浆，然后将其密封存放于 4 ℃环境下，至测定前取出；需在 5 日内测定。

（1）原理：采用酶法测定，利用 β-羟丁酸脱氢酶催化下列反应。

$$\text{乙酸乙酰} + NADH + H^+ \xrightarrow{\text{β-羟丁酸脱氢酶，pH7.0}} \text{β-羟丁酸} + NAD^+$$

通过在 340 nm 监测 NADH 的消耗量，来检测乙酰乙酸浓度。

（2）方法性能：该法精密度较高，特异性好，无非特异性反应，且严重溶血、严重脂浊和严重黄疸，以及 β-羟丁酸高达 10.0 mmol/L 时，均不影响结果。但线性范围较小，为 0.02~1.50 mmol/L。用此方法测定健康人血清乙酰乙酸含量<0.3 mmol/L。

2. 血清 β-羟丁酸测定

可采用血清或血浆，取样后 24 小时内分离标本即可，保存在 4 ℃环境下不能超过 1 周。

（1）原理：利用酶法测定乙酰乙酸的逆反应如下。

$$\text{β-羟丁酸} + NAD + \xrightarrow{\text{β-羟丁酸脱氢酶，pH9.5}} \text{乙酸乙酰} + NADH + H^+$$

检测 NADH 在 340 nm 的吸光度升高，其程度与 β-羟丁酸浓度成正比。

（2）方法性能：本法试剂非常稳定，批内、批间 CV<3%，线性范围 0.1~6.5 mmol/L，严重溶血或黄疸标本可使结果偏低。健康人 β-羟丁酸与乙酰乙酸以等克分子存在，但在酮症时 β-羟丁酸的比例增高。若试验仅检测乙酰乙酸，将导致测定结果与病情不相符的情况，即当患者最初有酮症酸中毒时，酮体定性或乙酰乙酸测定可能仅有弱阳性或轻度增高；而治疗后，β-羟丁酸可转变为乙酰乙酸，此时临床表现为假性的酮症加重，所以 β-羟丁酸的测定更重要。

二、血液乳酸测定

测定乳酸以酶法的应用最为普遍，有乳酸脱氢酶法和乳酸氧化酶法。血细胞会使葡萄糖代谢生成乳酸，标本若不马上处理，会导致乳酸含量增高。因此，血液标本的采集和处理要求严格，由此使血液乳酸测定受到一定的限制。

1. 血液的采集和处理

（1）采血：应在空腹及休息状态下抽血。最好不用止血带，不用力握拳，以尽量减少血液淤滞时间。如非用止血带不可，应在采血针头刺入静脉后立即放松，然后等待数分钟再抽血。

（2）全血标本处理：采用全血的优点是能立即加入蛋白沉淀剂，制备无蛋白血滤液用于乳酸测定，从而避免乳酸含量的变化。

方法是将试管编号并称重（W1），加 50 g/L 偏磷酸溶液 6 mL 后再称重（W2），放入冰浴中备用。以肝素化注射器抽血 2 mL，立即将血样注入上述冰浴试管内，并颠倒混合 3 次，动作轻稳，切忌产生气泡。待试管温度升至室温后再称重（W3），静止 15 分钟，离心沉淀 15 分钟（4 000 r/min），取上清液待测。4 ℃ 环境中保存，24 小时内乳酸水平无变化。计算稀释因素 D =（$= \dfrac{W3-W1}{W3-W2}$），最后测定结果乘以此稀释系数即可换算为全血中的乳酸浓度。偏磷酸在水溶液中易形成多聚体［（HPO_3）X］，该多聚体又极易水化成正磷酸（H_3PO_4），以致不能沉淀蛋白质，因此偏磷酸即使在 4 ℃ 环境下，也只能保存 1 周效力。

（3）血浆标本的制备：用肝素—氟化钠（1 mg 肝素、6 mg 氟化钠）抗凝，标本必须置于冰上送检，并尽快（在采集后 1 小时内）分离出血浆，置冰箱保存待测。不能用草酸盐抗凝，因为它会抑制乳酸脱氢酶活性。

2. 乳酸氧化酶法测定

（1）原理：乳酸在乳酸氧化酶（LOD）催化下生成过氧化氢和丙酮酸，再用 Trinder 反应测定过氧化氢生成量，以反映乳酸浓度。

（2）方法性能：pH 7.0 时 LOD 活性最大，工作酶试剂中，LOD 在 200 U/L 以上为好。本法显色稳定，120 分钟内吸光度基本不变。线性上限 11.0 mmol/L，平均回收率 99.8%。

3. 乳酸脱氢酶法测定

（1）原理：在碱性条件下，乳酸脱氢酶（LD）催化 L-乳酸脱氢生成丙酮酸，同时 NAD^+ 被还原成 NADH。340 nm 波长 NADH 吸光度的增加反映血液乳酸含量。加入硫酸苯肼可使反应向有利于丙酮酸生成的方向移动。

（2）方法性能：本法线性上限为 5.0 mmol/L，精密度较好。

三、丙酮酸测定

1. 血液的采集和处理

（1）采血：应在空腹及休息状态下抽血。采血时可以使用止血带，因为血液淤滞 2 分钟，其中丙酮酸浓度不会产生任何变化。如同时检测乳酸，则应符合乳酸检测的样本采集要求。

（2）全血标本处理：血液标本采集后 1 分钟丙酮酸就会减少，要尽快制备无蛋白血滤液。三氯醋酸、高氯酸和偏磷酸均可作蛋白沉淀剂，但使用偏磷酸时试剂中 NADH 较稳定。上清液在室温稳定 6 日，40 ℃ 冰箱稳定 8 日，冰冻稳定 42 日。

（3）血浆标本的制备：血标本采集同上法，采血后立即加入到碘乙酸钠（终浓度为 0.5 g/L）管中，尽快分离血浆进行测定。

2. 乳酸脱氢酶法测定

（1）原理：丙酮酸在 pH 7.5 环境和 NADH 存在下，被乳酸脱氢酶还原为乳酸，NADH 转变成 NAD^+。这一反应为乳酸测定的逆反应，在 pH 7.5 的条件下，平衡有利于逆反应。

（2）方法性能：本法操作简单，准确性好，线性范围 0～1 mmol/L。高浓度乳酸

（40 mmol/L）、胆红素（200 μmol/L）、严重溶血（Hb 2 g/L）、严重脂血标本均不影响测定结果。正常人丙酮酸浓度为 0.045~0.145 mmol/L。

（徐亚楠）

第三节　血液糖化蛋白和尿清蛋白的检测

血液糖化蛋白作为糖尿病病情观察和疗效监测指标，目前在临床上已广泛开展，尤其以糖化血红蛋白更常用。尿清蛋白则可作为糖尿病肾病的早期诊断指标。

一、糖化血红蛋白测定

糖化血红蛋白（GHb）即为 HbA1，包括 HbA1a、HbA1b 和 HbA1c，而真正葡萄糖化的血红蛋白是 HbA1c。根据方法不同可测定 HbA1 或 HbA1c，最好测定 HbA1c。不管什么方法，结果都表示为 GHb 或 HbA1c 占总 Hb 的百分比。目前较多用的方法是高效液相层析离子交换法、亲和层析和免疫测定法。

1. 标本

标本需用全血，以 EDTA、草酸盐和氟化物抗凝，患者无须空腹及无采血时间要求。全血标本 4 ℃环境中可储存 1 周以上。高于 4 ℃，HbA1a 和 HbA1b 会随时间和温度上升，而 HbA1c 仅轻微变化。−70 ℃可保持 18 周以上，一般不推荐−20 ℃保存。肝素抗凝标本需在 2 日内完成测定，且不适于某些方法，故不推荐使用。

2. 高效液相层析离子交换法

（1）原理：采用弱酸性阳离子交换树脂，由于 Hb 中各组分蛋白在一定的离子浓度和 pH 条件下所带电荷的不同而被分离，按流出时间快慢分别为 HbA1a1、HbA1a2、HbA1b、HbA1c 和 HbA。

（2）方法性能：该法通常在专门制作的糖化血红蛋白分析仪上检测，而且能设置自动进样装置，检测速度快，精密度和准确度均较好，线性范围可达到 14% 以上。该法是目前检测 HbA1c 的最佳方法。

3. 亲和层析法

其原理是采用交联了间氨基硼酸的琼脂糖珠作为亲和层析凝胶柱，由于间氨基硼酸可与 GHb 分子上葡萄糖等的顺位二醇基发生可逆性结合，故可选择性吸附 GHb，使之分离测定。该法检测 GHb 总量，灵敏度和准确性较高。现已有专门的糖化血红蛋白分析仪。

4. 其他 GHb 测定方法评价

（1）免疫化学法：应用抗 Hbβ 链糖基末端起始端 4 个氨基酸残基序列的抗体，与抗原 HbA1c 发生反应而产生浊度。免疫法可采用透射比浊，能在自动生化分析仪中测定，且常利用胶乳来增强反应。但该法可发生交叉免疫反应，特异性不高，精密度也不好，临床应用不佳。

（2）电泳法：等电聚焦电泳法也可较好地检测 HbA1c，且检测成本较低，但电泳检测的精密度不好，而且分析速度慢，通常需成批检测，无法进行实时测定。

二、糖化血清蛋白测定

糖化血清蛋白（GSP）是葡萄糖通过非酶促糖基化反应与血浆中蛋白质结合的产物，与GHb一样，具有酮胺结构。过去测定GSP基于其蛋白酮胺结构的还原性反应，与果糖胺具有同样反应，故采用果糖胺作为标准品，也曾因此将果糖胺作为糖化血清蛋白的普通命名。现测定GSP也可采用较特异的酮胺氧化酶法。

1. 果糖胺法

（1）原理：在碱性溶液中，糖化蛋白的酮胺结构能将硝基四氮唑蓝（NBT）还原成紫红色甲䐶。在碳酸盐缓冲液中，果糖胺重排成为enearninol形式，具有同样的还原作用，因而将果糖胺作为标准品。在530 nm进行比色测定其吸光度反映甲䐶生成量。该反应的机制尚未明确，可能与某种超氧自由基有关。

（2）方法性能：该法便宜、快速，能用于自动化分析。线性可达1 000 μmol/L，批间精密度较好。因该法为还原性反应，受干扰因素较多，自1982年建立本法以来，在试剂方面做过多次改进，三酰甘油、尿酸和维生素C的干扰已被减低，但中度溶血（>1 g/L）、胆红素（>68.4 μmol/L）和较高维生素C（>50 mg/L）等仍会干扰测定。非糖尿病人群参考范围为205~285 μmol/L。

2. 酮胺氧化酶法

（1）原理：蛋白酶将GSP分解为非糖化部分和糖化蛋白片段，酮胺氧化酶再特异性作用于葡萄糖与氨基酸残基间的酮胺键，使二者裂解，同时有H_2O_2生成，H_2O_2与显色底物在过氧化物酶作用下显色，此产物与GSP浓度成正比。

（2）方法性能：本法有较好的分析灵敏度和线性范围；精密度良好，批内CV、批间CV分别<1.0%和<2.0%；溶血（<29/L）、胆红素（<500 μmol/L）、维生素C（<80 mg/L）、尿酸（<2.0 mmol/L）和三酰甘油（<8.5 mmol/L）均无干扰。参考范围为122~236 μmol/L[美国金酶诊断公司，格雷普（GlyPro）试剂]。

三、尿清蛋白测定

尿清蛋白增高是DN的主要表现，微量清蛋白尿每分钟20~200 μg或24小时30~300 mg则是早期DN的唯一临床表现，同时也是动脉粥样硬化性疾病和高血压疾病引起肾病的预示因子。一些生理性因素如运动、姿势和使用利尿药等可使尿清蛋白增加，尿路感染、急性疾病、手术后和急性的液体负荷后，测定结果可受影响。

1. 尿标本的收集

随机尿的清蛋白浓度受尿量影响，定量检测的留尿方法有晨尿（同时测定清蛋白和肌酐），24小时尿，8小时或12小时夜尿，1小时或2小时尿。对患者来说，清蛋白/肌酐比值最方便，但24小时尿最为敏感。由于个体内变异（CV 30%~50%）和日内变异（CV 50%~100%）很大，所以通常至少要留3次尿液检测才能确定。留尿期间尿标本应当保存在4 ℃环境中储存，检测时要使尿标本温度恢复到10 ℃以上或者每升尿液加入50 g/L的叠氮钠2 mL，但不提倡这种方法。

2. 试纸条检测尿清蛋白

属定性试验，是可选择的过筛试验。因尿清蛋白量变异很大，定性正常不能排除肾疾病，定性阳性则需进行定量测定。有多种供尿清蛋白定性的商品试剂，如利用胶乳凝集抑制法的 Albu Screen 和 Albu Sure、利用溴酚蓝和碱性条件检测清蛋白的 Micro-Bumintest，以及采用结合乳糖苷酶的单克隆抗清蛋白 IgG 方法的 Micral test strip。值得提出的是临床上尿常规检验中的尿蛋白定性试验，其原理是根据清蛋白与溴酚蓝的反应来检测的，因此，严格来说同样是针对尿清蛋白而非针对尿总蛋白，清蛋白外的尿蛋白反应性很低，难以被检测出来。

3. 尿清蛋白定量

所有敏感和特异的尿清蛋白定量测定都采用人清蛋白抗体的免疫化学法，每种方法都有其优点和缺点，应根据实验室条件选择。

（1）免疫扩散法：可靠和廉价，但因为孵育时间长、技术要求高和不能自动化，所以应用不广。

（2）放射免疫法：灵敏、精密度高及价廉，但试剂有放射性和半衰期限制。

（3）酶联免疫吸附法：灵敏度较低和变异较大，可采用半自动化检测。

（4）免疫比浊法：比放射免疫法简单方便，可进行大量标本的快速分析，具有更好的线性范围。

（王国英）

第四节　血糖调节激素的检测

一、胰岛素测定

放射免疫分析法（RIA）是一种可选择的方法，化学发光免疫分析法（CLIA）是近年来应用较为广泛的方法，包括化学发光、酶化学发光和电化学发光免疫分析（ECLIA）均可用。

1. 放射免疫分析法

（1）原理：待测标本中的胰岛素和 ^{125}I 标记的胰岛素竞争性结合胰岛素抗体，当反应达到动态平衡后，加入分离机，进行结合部分和游离部分的分离，测定结合部分放射性活度，通过标准曲线求出待测标本中胰岛素的含量。

（2）方法性能：RIA 灵敏度高，最小可检出值为 1 mU/L，检测成本较低。但 RIA 法存在许多缺点：①检测线性较窄，测定步骤烦琐，为半自动化操作，需时长，试剂寿命较短，并有放射性污染等；②血液中胰岛素原也能和试剂中抗胰岛素抗体反应，对测定胰岛素有干扰，故称 RIA 法测定的胰岛素为"免疫反应性胰岛素"；在胰岛素瘤和某些糖尿病患者中，可能存在高浓度的胰岛素原，因此导致胰岛素测定值偏高；③用外源性胰岛素治疗的患者会产生抗胰岛素抗体，可与试剂中抗体竞争结合胰岛素，使结果假性升高，可采用下列方法去除干扰，一是用聚乙二醇沉淀标本中内源性抗体与胰岛素结合的复合物，测定上清液可得游离胰岛素值；二是用盐酸洗脱抗体结合的胰岛素，聚乙二醇沉淀抗体，测定洗脱的胰岛素量，两部分相加可得到总胰岛素浓度值。

2. 电化学发光免疫分析法

（1）原理：采用生物素化的抗胰岛素单克隆抗体和钌（Ru）标记的抗胰岛素单克隆抗

体，与血清中胰岛素形成夹心复合物；加入链霉亲和素包被的微粒，让上述复合物通过生物素与链霉亲和素间的反应结合到微粒上。反应混合液吸到测量池中，微粒通过磁铁吸附到电极上，未结合的物质被清洗液洗去，电极加电压后产生化学发光，通过光电倍增管进行测定。

（2）方法性能：灵敏度高，精密度好，特异性较佳，线性范围宽。测定步骤简单，可全自动化，测定时间短，全过程 30 分钟内可完成，使用的试剂安全、无放射性。不受黄疸、脂血和少量生物素（<60 ng/mL）的干扰，溶血会产生干扰；接受高剂量生物素（>5 mg/d）治疗的患者，至少要等最后 1 次摄入生物素 8 小时后才能采血。患者体内的抗胰岛素抗体含量较高时，对该法测定胰岛素结果也有干扰。

二、C 肽测定

1. 放射免疫分析法

（1）原理：待测标本中的 C 肽（CP）和 ^{125}I 标记的 C 肽竞争性结合 C 肽抗体，在反应达到动态平衡后，加入分离机，进行结合部分和游离部分的分离，测定结合部分放射性活度，通过标准曲线求出待测标本中 C 肽的含量。

（2）方法性能：具有 RIA 的一般特性和缺点。目前常用的抗体是以抗原免疫动物而诱发产生的多克隆抗体，该抗血清可识别多个不同的表位，故交叉反应较大。此外，因标记的是抗原，标记 C 肽与待测 C 肽的抗原性存在一定的差异，从而对 C 肽测定的准确度有一定的影响。

2. 电化学发光免疫分析法

（1）原理：采用生物素化的抗 C 肽单克隆抗体和钌标记的 C 肽单克隆抗体，与血清中 C 肽形成夹心复合物；加入链霉亲和素包被的微粒，让上述复合物通过生物素与链霉亲和素间的反应结合到微粒上。待测反应混合液被电极激发后产生化学发光并被检测。

（2）方法性能：该法稳定性好，检测灵敏度高，因其使用的抗体为单克隆抗体，且有 2 种不同的单克隆抗体同时识别待测抗原的 2 个不同的表位，所以特异性高。ECLIA 标记的是抗体，C 肽完全保留自然的抗原性，因此准确度较好。

三、胰岛素原测定

需采用免疫化学法测定胰岛素原。准确测定胰岛素原的困难在于血浆中胰岛素原浓度低，难获得纯品，故抗体制备困难；多数抗体与胰岛素和 C 肽交叉反应（二者浓度都较高）。现已开始生产基因重组的胰岛素原，并由此制备单克隆抗体，可提供可靠的胰岛素原标准品和检测方法。

酶联免疫吸附试验：选择两种单克隆抗体并引入生物素与亲和素放大系统来建立酶联免疫分析方法，一种抗 C 肽单克隆抗体结合到酶反应板上作为固相抗体，另一种生物素标记的抗胰岛素抗体作为液相抗体。

四、胰高血糖素测定

胰高血糖素需用免疫化学法测定。RIA 法的原测定理是：标本中胰高血糖素与 ^{125}I 标记的胰高血糖素，在适宜的条件下竞争与限量的抗胰高血糖素抗体结合，在反应达到动态平衡后，加入二抗和聚乙二醇混合的分离剂，进行结合型和游离型的分离，测定结合型的放射性计数，通过标准曲线求出待测标本中的胰高血糖素含量。

五、胰岛组织自身抗体检测

这类抗体有 ICA、IAA、GADA、IA-2 抗体和 IA-2β 抗体等，测定方法可采用间接免疫荧光法、酶联免疫吸附法或放射免疫分析法。酶联免疫吸附法有较多商品试剂可选，其中某些产品检测结果比较满意。放射免疫法可以进行较好的定量测定，其检测精密度比酶联免疫吸附法好。GADA 也可用放射配体检测法，目前限于科研，但有较好的实用前景。几乎所有使用动物胰岛素治疗的糖尿病患者都可产生胰岛素抗体（IA），这些抗体可干扰对胰岛素自身抗体（IAA）的免疫学检测。改善动物来源胰岛素的纯度和使用重组人胰岛素可减少 IA 的产生，但并不能完全消除。

（王国英）

第五节　代谢综合征及糖尿病的代谢紊乱

机体出现胰岛素抵抗（IR），即胰岛素作用下降，常引起代偿性高胰岛素血症，并可导致糖代谢、脂代谢、凝血和纤溶功能异常等，加上这些个体原有的超重或肥胖，总称为胰岛素抵抗综合征（IRS），IR 是这些异常表现的基础。现更多地命名为代谢综合征（MS）。但不是每个代谢综合征患者都同时具有以上表现。随着 IR 的加重以及胰岛素分泌的耗竭，将导致 2 型糖尿病（DM）发生。

一、代谢综合征的确定标准与发生机制

1. 代谢综合征的确定标准

1999 年 WHO 正式提出了代谢综合征的名称和定义。MS 指糖耐量或空腹血糖异常（IGT 或 IFG）或糖尿病，和（或）胰岛素抵抗，并伴有以下 2 项或 2 项以上表现：①高血压，≥140/90 mmHg；②高 TG，≥1.70 mmol/L 和（或）低 HDL-C，男性<0.9 mmol/L 女性<1.0 mmol/L；③中心性肥胖，即男性腰/臀比>0.90，女性>0.85，和（或）BMI>30；④微量清蛋白尿，即 24 小时尿清蛋白排泄率≥30 mg。

在美国胆固醇教育计划成年人治疗指南 Ⅲ（NCEP-ATP Ⅲ）中，已将 MS 作为单独的章节来讨论，其确定标准为：空腹血糖≥6.1 mmol/L；血压≥130/85 mmHg；TG≥1.7 mmol/L；HDL-C≤1.04 mmol/L（男性）或 1.30 mmol/L（女性）；腹围>102 cm（男性）或 88 cm（女性）。5 项中有 3 项达到该标准即可诊断。

2. 代谢综合征的发生机制

（1）高血糖：是 IR 加重、机体无法分泌更多的胰岛素来完全缓解胰岛素作用下降的必然结果。

（2）血脂异常。

1）血浆 VLDL 和 TG 升高：由于胰岛素作用下降、脂肪组织脂肪动员增加，肝将脂肪酸转化为 TG，并合成 VLDL 运输到血液，再被肝外组织利用。而 IR 及激发的高胰岛素血症可使脂蛋白脂肪酶（LPL）活性降低，使 VLDL 和 TG 的清除减少，进一步升高了它们的

浓度。

2）低 HDL 血症：IR 及继发性高胰岛素血症与 HDL-C 呈负相关，其具体机制还不十分清楚，可能原因有 VLDL 脂解作用异常，妨碍载脂蛋白和磷脂由富含 TG 的脂蛋白向 HDL 转化，以致 HDL 减少；HDL 中的胆固醇和 VLDL 中的 TG 发生交换，使 HDL-C 下降；肝脂肪酶活性增加，使 HDL 清除增加等。

3）小颗粒致密的 LDL（sdLDL）增加：梯度凝胶电泳方法可将 LDL 分为 A 和 B 两种亚型，A 型粒子主要为大颗粒且密度低，直径一般>25.5 nm；B 型粒子主要为小颗粒且较为致密，称为 sdLDL，其直径<25.5 nm。sdLDL 增多可能与 2 个机制有关：LDL 中的胆固醇酯和 VLDL 中的 TG 间的交换使 LDL 中 TG 增加，然后脂解作用破坏 TG，剩下的就是 sdLDL 颗粒；VLDL 代谢改变，其中 VLDL 颗粒的异质性导致 LDL 颗粒的异质性，改变了的 VLDL 的代谢，使机体生成小颗粒的、致密的、胆固醇较少的 LDL。另外，升高的 TG 和降低的 HDL-C 水平与 sdLDL 增加之间存在阈值效应，当血浆 TG>1.13 mmol/L（100 mg/dL）或 HDL-C<1.03 mmol/L（40 mg/dL）时，sdLDL 的数目迅速增加。

4）载脂蛋白 ApoA I、II/ApoB100 比值降低：ApoA I 是 HDL 中的主要载脂蛋白，ApoB100 是 LDL 中唯一的载脂蛋白，也是 VLDL 重要的载脂蛋白。IR 时 ApoB100 明显增加，ApoA I 降低，故 ApoA I/Apo100 的比值较小；ApoA II 也是 HDL 中的主要成分，其浓度也有所下降。

5）餐后脂血症：研究发现，个体空腹 TG 的浓度越高，其餐后脂血症的程度越严重。血脂正常的个体可根据口服脂负荷后机体 TG 的反应程度，进一步划分为正常反应者和高反应者。与正常反应者个体相比，高反应者的空腹胰岛素水平较高，也常伴有 MS 的多种表现。IR、代偿性高胰岛素血症时 LPL 缺陷可解释这个问题。IR 个体的餐后脂血症也可增加其冠心病的危险性。

（3）高血压：高胰岛素血症可引起高血压，其证据包括 IR 在高血压早期即存在，临界高血压者空腹胰岛素水平高于对照，甚至高血压双亲其子女血压尚正常时已有高胰岛素血症。发生高血压的机制是高胰岛素可促进：①肾重吸收钠水增加；②交感神经系统兴奋性增加；③血脂异常造成动脉粥样硬化；④跨膜离子转运发生改变，包括平滑肌细胞内钙离子浓度增加引起血管收缩压增高，以及 Na^+-H^+ 交换增加，使 H^+ 出细胞增加，因而平滑肌细胞内液碱化，对生长因子敏感性增加而致血管平滑肌细胞增生和管壁肥厚。

（4）肥胖：肥胖常在患者 MS 发生前就已存在，肥胖尤其是中心性肥胖者容易发生 IR；且其血液中游离脂肪酸增多，可降低周围组织对胰岛素的敏感性。

（5）微量清蛋白尿：糖尿病肾病（DN）是糖尿病的常见并发症，但在糖尿病出现之前，由于糖代谢异常、高血压和血脂异常等已存在，也可引起 DN 的早期病理变化并出现微量白蛋白尿。

（6）凝血和纤溶功能异常：表现为凝血活性亢进和纤溶活性降低。高胰岛素血症可能会引起凝血因子 VIIc 和纤溶酶原激活抑制剂-1 增加。血胰岛素是纤溶酶原激活抑制剂-1 最重要的调节物质，高胰岛素程度与其呈正相关；调整饮食和减轻体重后因周围组织对胰岛素的敏感性增加，可使纤溶酶原激活抑制剂-1 和凝血因子 VIIc 下降。

二、糖尿病的代谢紊乱

DM 时由于胰岛素的绝对或相对缺乏，首先造成糖代谢紊乱，严重时脂肪和蛋白质分解增强，甚至出现酮症酸中毒等急性并发症，并可发生多种慢性并发症。

1. 糖尿病的一般代谢紊乱

（1）糖代谢：由于胰岛素作用下降，葡萄糖无法被有效利用和转变，而糖异生作用加强，出现血糖升高。当血糖升高到超出肾糖阈时，便出现尿糖。

（2）脂代谢。

1）1 型 DM 脂代谢异常的特征：LPL 是 CM 和 VLDL 中 TG 水解的限速酶，其活性有赖于胰岛素的作用。在血糖未受控制的 1 型 DM 患者中，由于 LPL 活性明显下降，CM 和 VLDL 等富含 TG 的脂蛋白清除降低；另外，胰岛素缺乏导致葡萄糖利用降低，脂肪动员增加，大量的游离脂肪酸进入肝，造成肝合成 VLDL 增加；以上因素均促使血浆中富含 TG 的脂蛋白水平增高。胰岛素缺乏还影响 LDL 的清除而使未经治疗的 1 型 DM 患者 LDL 水平升高。当胰岛素极度缺乏、出现酮症时，VLDL 分泌并不增加，可能由于此时脂肪酸更倾向于氧化和产生酮体（乙酰乙酸、β-羟丁酸和丙酮），肝合成 TG 并不增加。但由于 LPL 活性严重受损，使 TG 水解下降，血中 TG 仍可升高。

经胰岛素治疗血糖得到满意控制的 1 型 DM 患者，其中 LPL 活性接近正常，CM 和 VLDL 等富含 TG 的脂蛋白代谢趋于正常，HDL 浓度正常，因此，其血脂谱与年龄和体重匹配的正常对照人群接近。

2）2 型 DM 脂代谢异常的特征：与胰岛素抵抗和中心性肥胖等代谢综合征因素相关。由于胰岛素抵抗和胰岛 B 细胞功能衰竭，无论血浆胰岛素水平增高、正常或降低，体内针对糖、脂代谢的胰岛素作用均不足。2 型 DM 特征性的血脂谱包括：血浆富含 TG 的脂蛋白增加，尤其是 VLDL 增加；HDL-C 降低；多数情况下 LDL 浓度变化不大，但 sdLDL 增多。长期以来 2 型 DM 的脂代谢异常被认为是继发性改变，而新近的研究显示，脂代谢异常可以是 2 型 DM 发病机制的始发环节，可在临床发现 DM 前已经存在，提出了 2 型 DM 就是糖脂病的新概念。2 型 DM 血脂谱的另一特征是餐后持续脂血和过多的残体脂蛋白堆积。

（3）蛋白质代谢：严重胰岛素缺乏，导致氨基酸进入细胞减少、蛋白质合成减少和分解增加的现象，而增加的游离氨基酸成为糖异生原料。组织蛋白分解可致机体消瘦，免疫系统蛋白质如抗体等合成减少则使机体容易发生感染。

2. 糖尿病急性并发症时的代谢紊乱

严重 DM 患者可出现急性并发症，主要有糖尿病酮症酸中毒、糖尿病性高渗性非酮症昏迷和糖尿病乳酸酸中毒。此外，还易发生感染，如疖、痈等皮肤化脓性感染和尿路感染等，并可反复发作。

（1）糖尿病酮症酸中毒昏迷：1 型 DM 患者有自发酮症酸中毒倾向，在胰岛素应用不足或失败时易发生，2 型 DM 患者当存在感染、应激和胃肠紊乱相关的脱水等诱因时也可发生。当脂肪代谢紊乱时可发生酮症，由于乙酰乙酸和 β-羟丁酸均为较强的有机酸，大量消耗体内储备碱而发生代谢性酸中毒，称为糖尿病酮症酸中毒，病情严重时可致昏迷，称为糖尿病酮症酸中毒昏迷。生化指标的变化包括尿糖、尿酮体强阳性，血酮体常 >4.8 mmol/L，血 HCO_3^- 下降、PCO_2 降低、pH<7.35、AG 增大，血糖多数为 16.7~33.3 mmol/L，偶可达

55.5 mmol/L 以上，血钾正常或偏低，血钠和血氯降低，血尿素和肌酐常升高。其他检验的变化还有血浆渗透压轻度升高，白细胞数升高，即使无并发感染，也可达 $10 \times 10^9/L$。

（2）糖尿病性高渗性非酮症昏迷：多见于 60 岁以上老年（2 型）轻症 DM 及少数幼年（1 型）患者。发病诱因：最常见感染尤其是肺部感染，不知有糖尿病史而用高渗液、进甜食，因心肌梗死、脑血栓等加重糖尿病，血液透析或腹膜透析、使用利尿药、糖皮质激素等。本症发病机制复杂，未完全阐明。由于极度高血糖，引起渗透性利尿而导致严重失水和血液浓缩，再导致继发性醛固酮分泌增多，加重高血钠，使血浆渗透压增高，细胞内脱水；由于脑细胞脱水，意识恍惚不清、嗜睡或烦躁不安，严重者出现昏迷。本综合征一般不出现酮症，原因尚无满意解释，推测患者体内尚有一定量的胰岛素抑制脂肪分解，此外，高血糖和高渗透压本身也可能抑制酮体生成。生化检验突出的表现为血糖常高达 33.3 mmol/L 以上，血钠升高可达 150 mmol/L，血浆渗透压显著增高，达 330~460 mmol/L（计算法）。

（3）糖尿病乳酸酸中毒：该症不如糖尿病酮症酸中毒和糖尿病性非酮症高渗性昏迷常见，一旦发生，病情很严重，病死率可达 50%~60%。诱因有肺部感染、哮喘、慢性支气管炎、败血症、休克、一氧化碳中毒、酗酒等。大量服用双胍类降糖药尤其是苯乙双胍者，因增强无氧酵解等，易发生乳酸酸中毒。乳酸由丙酮酸还原而成，是糖代谢中间产物。患 DM 后，机体组织不能彻底利用血糖，即丙酮酸不能进一步转变为乙酰辅酶 A 而大量还原为乳酸，导致乳酸堆积增多。正常血乳酸为 0.56~1.67 mmol/L，乳酸产物增加会促进肝对乳酸的清除，但当乳酸浓度>2 mmol/L 时，肝对其清除就会达到饱和而发生乳酸血症。乳酸酸中毒没有可接受的浓度标准，但一般认为乳酸超过 5 mmol/L 以及 pH<7.25 时提示有明显的乳酸酸中毒。该症患者血糖多数升高，但常在 13.9 mmol/L 以下，血酮体和尿酮体正常，偶有升高，AG 升高（>18 mmol/L）。

3. 糖尿病慢性并发症时的代谢紊乱

2 型 DM 患者在出现 DM 之前多数已有 IR，IR 个体常存在肥胖、高血压、血脂异常等；而长期高血糖则可导致半衰期较长的蛋白质发生非酶促糖基化反应生成各种糖化蛋白，以及山梨醇代谢亢进等。这些因素使得 DM 患者易发生微血管病变和大血管病变，出现 DM 慢性并发症，如 DM 肾病、DM 视网膜病变和白内障、DM 神经病变、缺血性心脏病、脑血管病变和末梢动脉病变等，动脉粥样硬化性心血管病是 DM 患者最常见的并发症和死亡原因。

（1）高血糖：慢性高葡萄糖血症是引起 DM 慢性并发症的重要基础原因。依据：①由微血管病变或神经病变引起并发症的严重程度取决于高血糖的程度和时间；②血色病、胰腺炎、胰腺全切除术后等引起的继发性 DM 可引起视网膜损害；③动物实验性 DM（胰腺全切或链脲霉素引起，是较单纯的高血糖症）可导致在某些方面与人类 DM 相似的视网膜和肾损害等。

（2）山梨醇代谢亢进：机体部分组织对葡萄糖的摄入不依赖胰岛素，如动脉、视网膜、肾、晶状体、末梢神经等，这些组织的细胞中有大量葡萄糖摄入，但由于缺乏胰岛素，葡萄糖无法利用。在醛糖还原酶作用下，葡萄糖还原为山梨醇，并可再转化为果糖，后二者在细胞内堆积，造成细胞高渗状态，细胞发生肿胀，组织功能下降。

（3）蛋白质糖基化：指糖类物质通过非酶促作用加到蛋白质的氨基酸基团上，通常是在赖氨酸或缬氨酸上，成为糖化蛋白。蛋白质糖基化易发生在胶原蛋白、晶体蛋白、髓鞘蛋白和弹性硬蛋白等，从而引起血管基底膜增厚、晶体浑浊变性和神经病变等。血液中的多种蛋白质包括血红蛋白、血浆蛋白、低密度脂蛋白（LDL）、纤维蛋白原（Fg），甚至血小板，均可发生糖化并使这些蛋白质正常功能下降。如糖化 Hb 的氧合能力下降，可致组织缺氧及功能下降；糖化 LDL 的分解代谢降低，使血浆 LDL 水平升高；Fg 糖化后可造成纤溶能力下降，纤维蛋白堆积致血管管腔狭小；因糖化而异常的血小板出现凝集功能亢进。

糖化血红蛋白。成年人血红蛋白通常由 HbA（＞90%）、HbA1（6.5%）、HbA2（2.5%）和 HbF（0.5%）组成。HbA 包括 2 条 α 链和 2 条 β 链，HbA1 是由 HbA 与糖类物质经非酶促反应结合而成。HbA 的 β 链末端缬氨酸残基与糖类物质缩合，先形成一种不稳定的希夫碱（前 HbA1），再经 Amadori 分子重排形成具有酮胺结构的 HbA1。所以将 HbA1 称为糖化血红蛋白（GHb），包括 HbA1a、HbA1b 和 HbA1c；其中 HbA1a 又由 HbA1a1 和 HbA1a2 组成，二者分别是血红蛋白 β 链与 1，6-二磷酸果糖和 6-磷酸葡萄糖缩合而成；HbA1b 由丙酮酸与 β 链结合而成；HbA1c 是真正葡萄糖化的 HbA，约占 HbA1 的 80%、总 Hb 的 5.4%。目前已将 HbA1c 作为 GHb 的同义词。DM 患者 HbA1c 含量增多，且 HbA1c 的形成不可逆，只随红细胞的分解而降解。在血糖浓度增高的起初 2 个月，HbA1c 升高速度很快，3 个月之后（红细胞寿命平均为 120 日）则进入生成和降解的动态稳定状态。HbA1c 水平与机体组织、器官中蛋白质糖基化的水平密切相关，即 HbA1c 可直接和（或）间接反映 DM 各种慢性并发症的发生和发展状况。

（4）血脂异常：糖尿病患者常出现的脂质三联症，即高 TG 血症、低 HDL-血症和 sdLDL 增多，是很强的致动脉粥样硬化性血脂谱，也是造成 DM 性大血管病变的原因之一。

（5）糖尿病肾病（DN）：是指与 DM 有直接关系的肾小球硬化症，为较多见的 DM 并发症。其发病机制尚未明确，有许多因素参与，高血糖和蛋白质糖基化是其发病基础，高血压和血脂异常促进 DN 进展。高血糖造成肾组织细胞内山梨醇代谢亢进，细胞水肿、微血管抵抗力减弱和血流增加，加上高血压等导致肾小球毛细血管通透性增加。肾小球基底膜和系膜等多种蛋白质发生糖基化，产生许多糖基化终末产物（AGE）。AGE 与血浆蛋白（IgG、IgM、LDL、清蛋白等）发生交联连结在肾小球基底膜上，AGE 促进细胞中转化生长因子 $β_1$ 合成增加，后者可促进细胞外基质成分的合成和分泌，进而使血管壁肥厚、管腔狭窄，最后肾小球滤过率（GFR）下降。

DN 的发展可分为 5 期：Ⅰ期为肾肥大和肾小球高滤过期；Ⅱ期是"静息期"，肾组织学改变开始出现，尿清蛋白排泄率（UAER）正常，运动后可出现增高；Ⅲ期为早期 DN 期，主要特点是持续性微量清蛋白尿，即 24 小时尿清蛋白为 30~300 mg，本期后期 GFR 开始下降；Ⅳ期是临床 DN 期，特点是 24 小时 UAER>300 mg，也称为常量蛋白尿，约 1/3 患者出现典型的 DN"三联征"，即大量蛋白尿、肾性水肿和高血压；Ⅴ期是肾衰竭期。

（张曼玲）

第六节　低血糖症

低血糖症是指血糖浓度低于正常的临床综合征，病因多样，发病机制复杂。成年人血糖浓度低于 2.8 mmol/L 可认为血糖过低，但是否出现症状，个体差异很大。低血糖症状包括交感神经兴奋和脑功能障碍症状，交感神经兴奋可导致多汗、颤抖、心悸、饥饿、焦虑、紧张、软弱无力、面色苍白等；脑组织低糖引起的脑功能障碍表现为精神不集中、头晕、迟钝、视物不清、步态不稳等。低血糖症常呈发作性，发作时间及频度随病因不同而异。

低血糖症的诊断可依据 Whipple 三联征，即有低血糖的临床症状和体征、血浆葡萄糖<2.8 mmol/L 和服糖后症状很快减轻或消失。由于低血糖呈发作性，应多次测定空腹、发作时，甚至 5 小时糖耐量试验以确定低血糖存在。

低血糖症按病因分类可分为新生儿及婴儿低血糖症、成年人空腹低血糖症和餐后低血糖症。

一、新生儿及婴儿低血糖症

新生儿的血糖于出生后快速下降，其浓度远远低于成年人，通常在 2.8～3.3 mmol/L。新生儿低血糖症还没有明确的诊断标准，多数采用以下界值确定：出生 3 日内，足月儿血糖<1.7 mmol/L（30 mg/dL），早产儿血糖<1.1 mmol/L（20 mg/dL）；3 日后血糖<2.2 mmol/L（40 mg/dL）。新生儿期低血糖较常见的原因包括早产、母体疾病、GDM 和妊娠中毒症等，但低血糖往往是短暂的。

在婴儿早期发作的低血糖很少是短暂的，多数是先天性糖代谢酶缺陷所致，包括糖原累积病、半乳糖血症、遗传性果糖不耐受症及糖异生酶的先天性缺陷等。糖原累积病是由糖原代谢酶系统先天性缺陷引起的一组疾病，表现为糖原在肝、肌肉或肾等组织细胞中大量堆积。常见的是 I 型糖原累积病，患者由于葡萄糖-6-磷酸酶缺陷，使糖原分解产生的葡萄糖-6-磷酸不能转变为葡萄糖，从而表现为肝大、发育受阻和空腹低血糖等。半乳糖来源于乳类及乳制品，是婴儿的主要能量来源，如果半乳糖激酶或 1-磷酸半乳糖尿苷转移酶先天性缺陷，则半乳糖不能转化利用，患儿可出现呕吐、腹泻、生长停滞、白内障、低血糖等表现。果糖是食物糖中的一部分，若先天性缺乏果糖激酶、1-磷酸果糖醛缩酶或 1,6-磷酸果糖酶，则将在服用果糖后出现果糖代谢异常，后二者缺乏均可出现低血糖表现，1-磷酸果糖醛缩酶缺乏致低血糖的原因是由于过量的 1-磷酸果糖抑制了肝磷酸化酶，使糖原分解障碍所致。

二、成人空腹低血糖症

成人低血糖可能是由于葡萄糖的利用增加或肝脏葡萄糖的生成量下降。真性低血糖常提示有潜在疾病并可危及生命。其常见原因如下。

1. 药源性低血糖

这是成人空腹低血糖症中最常见的原因，尤其是使用胰岛素等降糖药过量，半衰期长的口服降糖药在药源性低血糖中最常见。普萘洛尔、水杨酸盐和丙吡胺也可导致低血糖。

2. 乙醇性低血糖

乙醇抑制糖异生可导致低血糖，慢性乙醇中毒者可因营养不良（低糖原储积）引起低血糖。

3. 升血糖激素缺乏

生长激素、糖皮质激素、甲状腺素或胰高血糖素等缺乏可导致低血糖，在儿童更易发生。

4. 肝源性低血糖

肝衰竭患者因糖异生或糖原储积减少，可使葡萄糖生成减少，导致低血糖。

5. 胰岛 B 细胞瘤

低血糖伴高胰岛素血症强烈提示胰岛 B 细胞瘤。只有不到 50% 的胰岛素瘤患者发生低血糖，所以同时检测血糖和胰岛素浓度可提高诊断准确度，诊断标准为血糖≤2.8 mmol/L 且胰岛素>10 mU/L 或胰岛素（mU/L）/血糖（mmol/L）>3 或血糖浓度≤2.8 mmol/L，C 肽≥0.3 nmol/L；正常时胰岛素原/总胰岛素<15%，胰岛 B 细胞瘤者此值增高。

6. 胰岛素自身免疫综合征

此综合征为自身免疫性疾病，多伴发其他自身免疫疾病。机体产生抗胰岛素抗体，形成胰岛素—胰岛素抗体复合物，一旦胰岛素从复合物中大量解离，便导致低血糖症。本症发作呈与饮食无关的低血糖症，常很严重。临床检验发现，未用过胰岛素而血中胰岛素抗体阳性，血清胰岛素、C 肽水平极高。

7. 其他

患病 30 年以上的 1 型 MD 患者发生的低血糖，50% 以上没有低血糖的交感神经兴奋症状。患者有低血糖而无症状，因此容易发生严重的低血糖。其发生机制可能与肾上腺素对低血糖的反应下降有关。

三、餐后低血糖症

餐后低血糖包括胃肠术后、先天性疾病（遗传性果糖不耐受症和半乳糖血症）和特发性功能性低血糖症等。特发性、功能性低血糖症最常见，约占低血糖症的 70%，为非器质性疾病引起，多见于神经质的中年妇女，多在餐后 2~3 小时发生，持续不足 30 分钟即可自行缓解。主要因自主神经功能失调，迷走神经兴奋性过高，导致胃排空加速，胰岛素分泌过多，使餐后血糖利用过度而出现低血糖。

（张曼玲）

第七章

蛋白质与核酸代谢相关检验

蛋白质是生物体的基本组成成分，也是生命活动的物质基础。因此，蛋白质是与生命及与各种形式的生命活动紧密联系在一起的物质。在许多疾病状态下可出现蛋白质代谢紊乱，导致血浆蛋白质的种类与含量的变化，监测这些指标有利于疾病的诊断、病情的监测和治疗。氨基酸是蛋白质的基本组成成分，氨基酸代谢紊乱则以遗传性为主，其发病率虽然很低，但种类较多，常见的为苯丙氨酸代谢紊乱、酪氨酸代谢紊乱和含硫氨基酸代谢紊乱。目前主要依靠血液等体液的氨基酸分析确诊。核酸也是生物体的一类非常重要的生物大分子，其代谢紊乱主要表现为核苷酸代谢异常。临床相关检测项目主要是尿酸及某些酶缺陷的检测。

第一节　血浆蛋白质及其代谢

一、血浆蛋白质种类与功能

（一）血浆蛋白质的种类

血浆蛋白质是血浆固体成分中含量最多的物质，其种类有 1 000 种以上。不同的蛋白质的空间结构不同，承担着不同的生理功能。

1. 血浆蛋白质的电泳分类

目前临床上主要采用乙酸纤维素膜电泳或琼脂糖凝胶电泳进行分类，可将血浆蛋白质分为清蛋白、α_1-球蛋白、α_2-球蛋白、β-球蛋白和 γ-球蛋白，每个区带中还包括多种蛋白质（表7-1）。

表7-1　血浆蛋白质的电泳分类及蛋白质的性质和功能

电泳区带	蛋白质种类	生理功能	参考区间（g/L）	等电点	分子量（kD）
前清蛋白	前清蛋白	营养指标；载体蛋白	0.2~0.4	4.7	55
清蛋白	清蛋白	营养、运载、维持血浆胶体渗透压	35~55	4.0~5.8	66.2
α_1-球蛋白	α_1-抗胰蛋白酶	蛋白酶抑制剂	0.9~2.0	4.8	51.8
	α_1-酸性糖蛋白	免疫应答修饰剂	0.5~1.2	2.7~4.0	40
	甲胎蛋白	胎儿期蛋白	3×10^{-5}	4.75	69

电泳区带	蛋白质种类	生理功能	参考区间（g/L）	等电点	分子量（kD）
α_2-球蛋白	触珠蛋白	结合血红蛋白	0.5~1.5	4.1	85~100
α_2-球蛋白	α_2-巨球蛋白	蛋白酶抑制剂	1.3~3.0	5.4	720
	铜蓝蛋白	铁氧化酶	0.2~0.6	4.4	132
β_1-球蛋白	转铁蛋白	转运铁至细胞内	2.0~3.6	5.7	79.6
	C_4	补体成分	0.1~0.4	—	206
β_2-球蛋白	C_3	补体成分	0.7~1.5	—	185
	β_2-微球蛋白	检测肾小管功能时有价值	0.001~0.002	5.7	11.8
γ-球蛋白	IgG	免疫球蛋白	7.0~16.0	6.0~7.3	144~150
	IgA	免疫球蛋白	0.7~4.0	5.2~5.3	160~320
	IgM	免疫球蛋白	0.4~2.3	—	970
	C反应蛋白	炎症介质	<0.008	6.2	230

2. 血浆蛋白质的功能分类

血浆蛋白质按功能进行分类时，可分为运输载体、蛋白酶抑制物、凝血因子、蛋白类激素、免疫球蛋白和补体蛋白等。

（1）运输载体：运输、营养等。①前清蛋白，运输维甲酸类（如维生素A）、T_3和T_4；②清蛋白，维持胶体渗透压；运输血浆的无机离子、游离脂肪酸、某些激素、胆红素、多种药物或毒性物质等；③甲状腺素结合球蛋白，特异高亲和力结合T_3和T_4；④视黄醇结合蛋白，结合视黄醇；⑤皮质类固醇结合蛋白，特异高亲和力结合皮质醇；⑥性激素结合球蛋白，特异高亲和力结合睾酮、雌二醇；⑦运铁蛋白，运输铁；⑧触珠蛋白，结合血红蛋白；⑨血色素结合蛋白，结合血红素；⑩铜蓝蛋白，结合铜。

（2）蛋白酶抑制物：抑制蛋白酶作用。包括α_1-抗胰蛋白酶、α_2-抗糜蛋白酶、抗凝血酶、α_2-巨球蛋白等6种蛋白以上。

（3）凝血因子：血液凝固作用。包括除Ⅳ因子（Ca^{2+}）外的13种凝血因子。

（4）蛋白类激素：多种代谢调节作用。包括胰岛素、胰高血糖素、生长激素等。

（5）免疫球蛋白：排除外来抗原。包括IgG、IgA、IgM、IgD、IgE。

（6）补体蛋白：参与集体的防御效应和自身稳定。包括C1q、C1r、C1s、C2、C3、C4、C5、C6、C7、C8、C9、B因子、D因子、备解素等。

（7）血清酶类：①血浆功能酶，如LCAT和胆碱酯酶等，在血浆中发挥催化作用；②组织细胞少量释放的细胞内酶，在血浆中无生理作用；③由于细胞破裂而进入血液循环的细胞内酶，在血浆中无生理作用。

（二）血浆蛋白质的功能

血浆蛋白质功能复杂，简要可概括为：维持胶体渗透压；营养和组织修补；作为激素、维生素、脂类、无机离子、代谢产物、药物等的运载蛋白；抑制组织蛋白酶；血液pH缓冲系统的组成成分；一部分酶在血浆中起催化作用；参与凝血和纤维蛋白溶解；作为免疫球蛋白与补体等免疫分子，组成体液免疫防御系统。不同的血浆蛋白具有不同的功能，但营养修补、运输载体、维持胶体渗透压和 pH 缓冲系统成分是许多血浆蛋白质均具有的功能。

二、主要血浆蛋白质与病理

1. 前清蛋白（PA）

（1）性质：前清蛋白相对分子量 55 kD，由肝实质细胞合成，电泳时迁移出现在清蛋白前方，其半衰期为 1.9 日。

（2）生理功能：PA 的生理功能是作为组织修补材料和运载蛋白，可结合大约 10% 的 T_3 和 T_4，对 T_3 的亲和力更大；脂溶性维生素 A 以视黄醇形式存在于血浆中，先与视黄醇结合蛋白（RBP）形成复合物，再与 PA 以非共价键形成视黄醇-RBP-PA 复合物。该复合物既可防止视黄醇的氧化，又可防止小分子的视黄醇-RBP 复合物从肾丢失。

（3）临床意义：①作为肝功能不全的指标，清蛋白和转铁蛋白也可以作为反映营养不良和肝功能的指标，但 PA 半衰期更短，因而更敏感；②作为营养不良的指标，评价标准为，200~400 mg/L 为正常，100~150 mg/L 为轻度缺乏，50~100 mg/L 为中度缺乏，<50 mg/L 则为严重缺乏；③作为急性时相反应（ARP）蛋白，在炎症、创伤、恶性肿瘤等急需合成蛋白质的情况下，血清 PA 迅速下降，为负性急性时相反应蛋白。

（4）检测方法：目前血清前清蛋白的检测主要采用免疫透射比浊法。

2. 清蛋白

（1）性质：清蛋白（Alb）是血浆中含量最多的蛋白质，占血浆总蛋白质的 57%~68%，由肝实质细胞合成，在血浆中的半衰期为 19 日。Alb 由 585 个氨基酸组成，相对分子量为 66.2 kD，含 17 个二硫键。在 pH 7.4 的体液环境下，每个 Alb 分子可带 200 多个负电荷。

（2）生理功能：①血浆中主要的载体蛋白，Alb 分子具有结合多个配体分子的能力，许多水溶性差的物质可以通过与 Alb 的结合而被运输，包括胆红素、非酯化长链脂肪酸、胆汁酸盐、前列腺素、类固醇激素、金属离子、多种药物等；②维持酸碱平衡作用，蛋白质是两性电解质，血液 pH 升高，可解离出带负电荷的基团；血液 pH 降低，可解离出带正电荷的基团缓冲酸碱物质，维持酸碱平衡；③维持血浆胶体渗透压，由于 Alb 分子量小且在血浆中含量高，血浆胶体渗透压的 75%~80% 由 Alb 维持，某种原因引起血浆清蛋白丢失或浓度过低，可引起水肿、腹腔积液等症状；④营养作用，Alb 可以运输至不同的组织中被细胞内吞而摄取，其氨基酸可以用于组织修补。

（3）临床意义：①血浆 Alb 增高，绝对量增高通常不会发生，多为假性高清蛋白血症，多在严重失水等导致血液浓缩时发生，对监测血液浓缩有一定的意义；②低清蛋白血症，包括病理因素，也可由妊娠等生理因素引起。导致血浆蛋白质浓度减低的病理因素如下。

1）Alb 合成降低：常见于急性或慢性肝疾病，但 Alb 半衰期较长，因此在部分急性肝病患者，其浓度降低可不明显；蛋白质营养不良或吸收不良。

2）Alb 分布异常：门静脉高压时大量蛋白质尤其是 Alb 从血管内渗漏入腹腔积液。典型的肝硬化患者，肝合成 Alb 减少和大量漏入腹腔积液的双重原因，使血浆 Alb 显著下降。

3）Alb 丢失：肾病综合征、慢性肾小球肾炎、糖尿病、系统性红斑狼疮等，Alb 经尿丢失每日达 5 g 以上，超过肝的代偿能力；肠道炎症性疾病时，可因黏膜炎症坏死等使胃肠蛋白质丢失，从而引起血浆 Alb 下降；烧伤及渗出性皮炎等，可从皮肤丢失大量蛋白。

4）Alb 分解代谢增加：组织损伤（外科手术或创伤）或炎症（感染性疾病等）可使组织分解增加，需血浆中的 Alb 大量补充，导致血浆清蛋白下降。

5）无清蛋白血症：是一种罕见的遗传性缺陷疾病，属于先天性 Alb 合成缺陷，血浆 Alb 含量常低于 1.0 g/L，可能无水肿症状出现，部分原因是血浆中球蛋白含量代偿性升高所致。

（4）检测方法：最常用的检测方法是染料结合法。

3. α_1-抗胰蛋白酶

（1）性质：α_1-抗胰蛋白酶是具有蛋白酶抑制作用的一种急性时相反应蛋白，相对分子量为 51 kD，pI 为 4.8，含糖 10%~12%；在乙酸纤维素膜电泳中位于 α_1 区带，是这一区带的主要组分，约占 90%；该区带 α_1-酸性糖蛋白含糖量特别高，故染色很浅。

（2）生理功能：AAT 是血浆中主要的丝氨酸蛋白酶抑制物，含量虽比另一种蛋白酶抑制物 α_2-巨球蛋白低，但可抑制血浆中该类蛋白酶活力的 90% 左右。AAT 可与丝氨酸蛋白酶如弹性蛋白酶、糜蛋白酶、胰蛋白酶和凝血酶形成不可逆的复合物。AAT 抑制作用有明显的 pH 依赖性，最大活力处于中性和弱碱性，当 pH 为 4.5 时基本丧失活性。多形核白细胞起吞噬作用时，释放溶酶体蛋白水解酶，AAT 也是这些酶的抑制物。AAT 相对分子量较小，可透过毛细血管进入组织液，与蛋白水解酶结合后再回到血管内，蛋白酶复合物有可能转移至 α_2-巨球蛋白分子上，经血液循环在单核吞噬细胞系统中降解。

AAT 基因为常染色体共显性遗传，具有多种遗传表型，其表达的蛋白质有 M 型、Z 型和 S 型，M 型与 S 型之间仅有 1 个氨基酸差异。人群中最多见的是 PiMM 型（为 M 型蛋白抑制物的纯合子体），占 95% 以上，其他还有 PiZZ、PiSS、PiSZ、PiMZ 和 PiMS 型；对蛋白酶的抑制作用主要依赖于 M 型蛋白的浓度。

（3）临床意义：①AAT 缺乏，PiZZ 型、PiSS 型甚至 PiMS 型常伴有早年（20~30 岁）出现的肺气肿；当吸入尘埃和细菌引起肺部多形核白细胞的吞噬活跃时，溶酶体弹性蛋白酶释放；如果 M 型蛋白缺乏，溶酶体弹性蛋白酶可水解肺泡壁的弹性纤维而导致肺气肿的发生；低血浆 AAT 还见于胎儿呼吸窘迫综合征；ZZ 蛋白聚集在肝细胞，可导致肝硬化；PiZZ 表型的新生儿中 10%~20% 在出生数周后易患肝炎，最后因活动性肝硬化致死；但 PiZZ 表型的新生儿中有相当多的人无肝损害，表明还有其他共同作用；②AAT 增加，作为急性时相反应蛋白，AAT 在炎症、感染、肿瘤、肝病时均显著增加，且与炎症程度相关；雌激素增加（妊娠或服用避孕药）时，血浆 AAT 也升高。

（4）检测方法：AAT 检测方法有免疫透射比浊法、免疫散射比浊法、血清蛋白质电泳和单向免疫扩散。

4. α_1-酸性糖蛋白

（1）性质：α_1-酸性糖蛋白（AAG）由 181 个氨基酸组成，相对分子量约 40 kD，又称黏蛋白，为血浆中含糖最高、酸性最强的糖蛋白，含糖约为 45%，包括等分子的己糖、己糖胺和唾液酸，pI 为 2.7~4.0。

（2）生理功能：AAG 为典型的急性时相反应蛋白，在急性炎症时增高，与免疫防御功能有关。AAG 也可结合许多药物，包括普萘洛尔、奎尼丁、氯丙嗪、可卡因和苯。当 AAG 的含量增加时，上述药物结合状态增加而游离药物减少，从而降低药物的效应。AAG 主要由肝合成，某些肿瘤组织也可产生。

（3）临床意义：①AAG 目前主要作为 APR 指标，在风湿病、恶性肿瘤及心肌梗死等炎症或组织坏死时浓度增高；AAG 也是反映溃疡性结肠炎活动性最可靠的指标之一；②AAG 增高，糖皮质激素增加可引起血浆 AAG 升高，包括库欣综合征和外源性泼尼松、地塞米松等药物治疗时；③AAG 降低，营养不良、严重的肝病、肾病综合征以及胃肠道疾病导致蛋白严重丢失等情况下，AAG 降低；雌激素（妊娠或口服避孕药）可使 AAG 降低。

（4）检测方法：目前主要采用免疫比浊法或免疫扩散法来测定，也可以经过氯酸和磷钨酸分级沉淀 AAG 后，再测定蛋白质或含糖量来计算。

5. 触珠蛋白

（1）性质：触珠蛋白又称结合珠蛋白，主要在肝内合成，是一种急性时相反应蛋白和转运蛋白。在乙酸纤维素膜电泳及琼脂糖凝胶电泳中位于 α_2 区带。分子由 α 链与 β 链形成 $\alpha_2\beta_2$ 四聚体，α 链有 α_1 和 α_2 2 种，α_1 又有 α_{1F} 和 α_{1S} 2 种遗传变异体；F 表示电泳迁移率相对为快，S 表示慢，2 种变异体的多肽链中只有一个氨基酸残基不同。由于 α_{1F}、α_{1S} 和 α_2 3 种等位基因编码形成 $\alpha\beta$ 聚合物，因此个体之间可有多种触珠蛋白遗传表型。

1）Hap1-1：亚单位的结构，$(\alpha_{1F})_2\beta_2$、$\alpha_{1F}\alpha_{1S}\beta_2$、$(\alpha_{1S})_2\beta_2$；性质，分子量约为 90 000，$\alpha$ 链含 83 个氨基酸残基，β 链含有 245 个氨基酸残基。

2）Hap2-1：亚单位的结构，$(\alpha_{1S}\alpha_2\beta_2)_n$、$(\alpha_{1F}\alpha_2\beta_2)_n$；性质，相对分子量为 120 000 ~ 200 000 的聚合体，由于 n 的不同，可以在电泳中出现多条区带。

3）Hap2-2：亚单位的结构，$(\alpha_2\beta_2)_n$（n 为 3 ~ 8）；性质，分子量为 160 000 ~ 400 000，由于 n 的不同，可以在电泳中出现多条区带。

（2）生理功能：触珠蛋白的主要功能是与红细胞释放出来的游离血红蛋白（Hb）结合，1 分子触珠蛋白可结合 2 分子 Hb，结合后的 Hb-触珠蛋白复合物在几分钟内便被运输至网状内皮系统进行降解，其中氨基酸和铁可被机体再利用。触珠蛋白这种功能可以防止 Hb 从肾丢失而为机体保留铁，并避免 Hb 对肾的损害；同时，Hb-触珠蛋白复合物也是局部炎症的重要调控因子，具有潜在的过氧化氢酶作用，能水解多形核白细胞吞噬作用中释放的过氧化氢。触珠蛋白不能被重复利用，故溶血后其含量急剧降低，血浆浓度多在 1 周内由再生而恢复至原有水平。

（3）临床意义。

1）触珠蛋白升高：①触珠蛋白属于急性时相反应蛋白，当烧伤和肾病综合征引起大量 Alb 丢失的情况时，血浆 Hp 浓度常明显升高；②类固醇皮质激素和非甾体抗炎药可使触珠蛋白水平升高；③选择性蛋白丢失综合征可使触珠蛋白水平升高，例如肾病综合征。

2）触珠蛋白下降：①溶血性疾病，如溶血性贫血、输血反应、疟疾，此时触珠蛋白因大量结合 Hb 并被降解，浓度明显下降；②严重肝病时，触珠蛋白合成减少；③雌激素使触珠蛋白减少，多数急、慢性肝病包括急性病毒性肝炎和伴黄疸的肝硬化患者，由于雌激素分解代谢减少，血浆触珠蛋白可降低。

（4）检测方法：主要通过免疫透射比浊法和放射免疫扩散法，触珠蛋白亚型采用等电聚集（IEF）电泳和聚丙酰胺凝胶电泳。

6. α_2-巨球蛋白

（1）性质：α_2-巨球蛋白主要由肝实质细胞合成，也可由单核细胞和星形细胞合成，占血浆总蛋白的 8% ~ 10%。由 4 个相同的亚基组成，相对分子量约 720 kD，因分子量大，较少从血浆渗透到细胞外。

（2）生理功能：α_2-巨球蛋白属于硫酯键血浆蛋白质家族，含有内环硫酯键，能与多种离子和分子结合，特别是与蛋白水解酶如纤维蛋白溶酶、胃蛋白酶、糜蛋白酶、胰蛋白酶及组织蛋白酶 D 等结合，并影响这些酶的活性。α_2-巨球蛋白与酶结合成复合物时，酶虽然没有失活，但能导致酶不能发挥催化作用；当底物属于小分子量的蛋白时，则能被 α_2-巨球蛋白蛋白酶复合物所催化水解。

（3）临床意义：α_2-巨球蛋白下降常见于严重的急性胰腺炎和进展型前列腺癌治疗前。α_2-巨球蛋白不属于急性时相反应蛋白。当血浆清蛋白减低或低清蛋白血症时，尤其是肾病综合征时，α_2-巨球蛋白显著增高，可能是保持血浆胶体渗透压的代偿反应。

（4）检测方法：目前主要采用免疫比浊法和放射免疫扩散法检测。

7. 铜蓝蛋白

（1）性质：铜蓝蛋白由肝实质细胞合成，是一种含铜的 α_2-球蛋白，包含 1 046 个氨基酸残基，含糖 8.0%～9.5%，相对分子量约 132 kD，每分子 Cp 含 6～8 个铜原子。血清铜95%存在于铜蓝蛋白中，5%呈扩散状态，在血液循环中铜蓝蛋白可视为铜的无毒性代谢库。

（2）生理功能：铜蓝蛋白主要参与氧化还原反应，具有铁氧化酶作用，将 Fe^{2+} 氧化为 Fe^{3+}，Fe^{3+} 再结合到运铁蛋白上，使铁不具有毒性，从而调节铁的运输、利用；铜蓝蛋白还具有抗氧化作用，可保护膜脂质免受金属离子的过氧化作用。

（3）临床意义：①铜蓝蛋白属于急性时相反应蛋白，炎症、感染、创伤、妊娠时血浆中浓度增加；在严重肝病、肾病综合征和营养不良时，铜蓝蛋白水平下降；②铜蓝蛋白主要用于 Wilson 病的辅助诊断指标。Wilson 病是常染色体隐性遗传病，由于铜蓝蛋白减少，血浆游离的铜离子增加，铜沉积在肝可引起肝硬化，沉积在脑基底节的豆状核则导致豆状核变性，因而该病又称为肌豆状核变性。大部分患者可有肝功能损害并伴神经系统症状。此病如不及时治疗，可危及生命，因此宜尽早诊断，并可用青霉胺、二巯丙醇、锌剂等驱铜方法进行治疗。

（4）检测方法：主要采用免疫比浊法测定，也可采用放射免疫扩散法、散射免疫比浊法测定。

8. 转铁蛋白

（1）性质：转铁蛋白（TRF）由肝实质细胞合成，相对分子量为 796 kD，单链糖蛋白，含糖量约6%，pI 为 5.5～5.9。

（2）生理功能：TRF 能与多种阳离子可逆的结合，如铁、铜、锌、钴等。1 分子 TRF可结合 2 个三价铁离子。从小肠进入血液的 Fe^{2+} 被铜蓝蛋白氧化为 Fe^{3+}，再被 TRF 结合。每种细胞表面都有 TRF 受体，此受体对 TRF-Fe^{3+} 复合物比对游离 TRF 亲和力更高，TRF-Fe^{3+}复合物易被摄入细胞。TRF 可将大部分 Fe^{3+} 运输至骨髓，用于合成 Hb，小部分运输至组织细胞，合成铁蛋白、肌红蛋白、细胞色素等。血浆 TRF 水平受食物铁供应影响，缺铁时TRF 迅速上升，经铁剂治疗后恢复至正常水平。

（3）临床意义：①贫血的鉴别诊断，缺铁性低色素性贫血中，TRF 代偿性合成增加，但因血浆铁含量低，结合铁的 TRF 少，所以铁饱和度很低（30%～38%）；再生障碍性贫血时，血浆中 TRF 正常或低下，由于红细胞对铁的利用障碍，使铁饱和度增高；在铁负荷过量时，TRF 水平正常，而铁饱和度可超过50%，甚至达90%；②营养状态指标，营养不良及慢性肝疾病时，TRF下降；与Alb相比，TRF含量少，半衰期短，更能及时地反映脏器蛋白的急剧变化；高蛋白膳食治疗时，血浆中TRF水平增高，是判断治疗效果的良好指标；③负急性时相反应蛋白，在炎症、创伤、肿瘤等急性时相反应中，与Alb、PA同时下降；④妊娠和应用雌激素时，TRF水平升高。

（4）检测方法：目前多采用免疫比浊法检测。

9. 补体C3

（1）性质：C3是由α和β两条肽链通过二硫键连接组成，为β_1-球蛋白，分子量为180 kD，含糖量约2.2%，是血清中含量最多的补体成分，占总补体含量的1/3以上。C3主要在肝实质细胞合成分泌，少量由巨噬细胞和单核细胞合成。

（2）生理功能：生理情况下，体液或组织炎症部位存在的蛋白水解酶，极为缓慢裂解C3，持续产生的少量C3b和C3转化酶（C3bBb），一般可被I因子、H因子迅速灭活，故并不激活补体系统，一旦C3被激活物质（脂多糖等）激活时，C3b又可在B因子、D因子作用下合成新的C3bBb并进一步使C3激活，裂解、释放许多生物学活性片段，可表现为增强机体的防御能力，也可出现引起疾病的免疫病理作用。

（3）临床意义：C3的增多与减少基本与总补体活性相似，但更为敏感。在机体组织损伤和急性炎症时，常增高或正常，如菌血症、肺炎、扁桃体炎、结核、伤寒、麻疹、流脑等；肿瘤患者，尤以肝癌，血清C3含量升高更为显著，但胰腺癌晚期与隐性淋巴细胞白血病则呈降低。C3含量降低可见于以下原因：①补体成分消耗增加；②补体大量丢失；③补体合成不足。

（4）检测方法：目前主要采用免疫透射比浊，也可采用放射免疫扩散法等免疫测定方法。

10. β_2微球蛋白

（1）生物性质与功能：β_2微球蛋白是一种低分子量蛋白质（分子量仅为11.8 kD），存在于除红细胞和胎盘滋养层细胞以外的所有有核细胞表面，特别是淋巴细胞和肿瘤细胞，在免疫应答中起重要作用。

β_2-微球蛋白是细胞表面人类淋巴细胞抗原（HLA）的β链（轻链）。尿液中β_2-微球蛋白排出量取决于肾小管的重吸收能力和血中β_2-微球蛋白浓度，正常情况下仅有微量β_2-微球蛋白从尿中排出，因此健康人群中血清浓度相对稳定。但在淋巴细胞增多疾病或肿瘤时，β_2-微球蛋白会大量释放到血浆中。

（2）临床意义：主要的临床应用在监测肾小管功能。特别用于肾移植后，如有急、慢性排斥反应影响肾小管功能时，可出现尿中β_2-微球蛋白排出量增加，因此监测β_2-微球蛋白浓度是一项很好的指标。此外，高血压、糖尿病等引起肾损伤也可使血清β_2-微球蛋白升高，具有早期诊断意义。一些恶性肿瘤或病毒感染时，血清β_2-微球蛋白可升高。在自身免疫疾病时，尤其是系统性红斑狼疮（SLE）活动期，血清β_2-微球蛋白往往也会升高。

11. C反应蛋白

（1）生物性质与功能：C反应蛋白（CRP）是一种能与肺炎球菌C多糖结合的急性时相反应蛋白，由肝细胞合成。含5个相同的23 kD亚单位，以非共价键聚集形成的环状五聚体蛋白形式存在，分子量为115 kD，半衰期为19小时。电泳分布在慢γ区带，有时可以延伸到β区带。CRP是急性时相反应蛋白之一，在机体感染发生后6~8小时开始升高，24~

48 小时达高峰，高峰时其浓度比正常值高几百倍甚至上千倍。

（2）临床意义：①CRP 作为急性时相蛋白，在各种急性炎症（如急性胰腺炎）、组织损伤、心肌梗死、手术创伤、放射性损伤等疾病发作数小时后迅速升高，并有成倍增长之势；病变好转时，又迅速降至正常，其升高幅度与感染的程度呈正相关；②CRP 与其他炎症因子的相关性，CRP 与其他炎症因子如白细胞总数、红细胞沉降率和多形核白细胞等密切相关，与白细胞总数呈正相关，在患者疾病发作时 CRP 还可早于白细胞总数出现增高，恢复正常也较快，故具有极高的敏感性；③CRP 可用于细菌和病毒感染的鉴别诊断，一旦发生炎症，CRP 水平即升高，而病毒性感染 CRP 大都正常；CRP 可快速有效地检测细菌性脑膜炎，其阳性率达 99%；④可作为恶性肿瘤辅助诊断指标，如 CRP 与 AFP 的联合检测，可用于肝癌与肝良性疾病的鉴别诊断。CRP 测定对于肿瘤的治疗和预后也有积极意义。

三、血清蛋白质的电泳分析

1. 正常血清蛋白电泳分析

正常血清蛋白质在乙酸纤维素膜电泳或琼脂糖凝胶电泳后，按泳动的快慢依次分为清蛋白（Alb）、α_1-球蛋白、α_2-球蛋白、β-球蛋白、γ-球蛋白 5 条区带。有时 β-球蛋白区带可分出 β_1 和 β_2 区带，β_1 中主要是转铁蛋白，β_2 中主要是补体 C3。各区带中多个蛋白质组分可有重叠、覆盖，区带之间也可有少量蛋白质组分。血清蛋白质电泳各组分含量通常采用各区带的百分比（%）表示，也可将各区带百分浓度与血清总蛋白浓度相乘后，以绝对浓度表示（g/L）。用醋酸纤维素薄膜电泳测得血清各区带蛋白质的参考区间为清蛋白 57%~68%；α_1 球蛋白 1.0%~5.7%；α_2 球蛋白 4.9%~11.2%；β 球蛋白 7%~13%；γ 球蛋白 9.8%~18.2%。若用 g/L 表示，则 Alb、α_1、α_2、γ 球蛋白分别为 35.0~52.0 g/L、1.0~4.0 g/L、4.0~8.0 g/L、5.0~10.0 g/L 和 6.0~13.0 g/L。

2. 异常血清蛋白电泳图谱分型

在疾病情况下血清蛋白质可以出现多种变化。根据它们在电泳图谱上的异常特征将其进行分型，有助于临床疾病的判断，参见表 7-2。

表 7-2　异常血清蛋白质电泳图谱的分型及其特征

图谱类型	TP	Alb	α_1-球蛋白	α_2-球蛋白	β-球蛋白	γ-球蛋白
低蛋白血症型	↓↓	↓↓	N 或 ↑	N	↓	N↑
弥漫宽 γ-球蛋白血症型	↑	↓ 或 N				↑↑
肾病型	↓↓	↓↓	N 或 ↑	↑↑	↑	↓，N 或 ↑
肝硬化型	N 或 ↓↑	↓↓	N 或 ↓	N 或 ↓	β~γ↑	融合
弥漫性肝损害型	N 或 ↓	↓↓	↑↓			
M 蛋白血症型	在 α~γ 区带中出现 M 蛋白区带					
慢性炎症型		↓	↑			↑
急性时相反应型	N	↓ 或 N	↑	↑		N
高 α_2（β）-球蛋白血症型		↓		↑↑	↑	
妊娠型	↓ 或 N	↓	↑	↑	↑	N
蛋白质缺陷型	个别区带出现特征性缺乏					

注　N，正常；↑，升高；↑↑，显著升高；↓，降低。

3. 浆细胞病与 M 蛋白

正常血清蛋白电泳时，γ 区带主要成分是免疫球蛋白（Ig），Ig 由 B 淋巴细胞系浆细胞产生，发生浆细胞病时，异常浆细胞克隆增殖，产生大量单克隆免疫球蛋白或其轻链或重链片段，患者血清或尿液中可出现结构单一的 M 蛋白，在蛋白电泳时呈一深染的窄 M 区带，此区带较多出现在 γ 或 β 区，偶见于 α 区。M 蛋白有 3 种类型：免疫球蛋白型、轻链型和重链型。

（徐龙强）

第二节　体液蛋白质的检测

体液中的蛋白质来源于与其密切接触组织或者细胞的分泌或渗漏。体液蛋白质组成及含量的变化能反映这些组织的生理或病理改变。

一、血浆总蛋白的检测

临床生化检验中血浆总蛋白的定量测定有多种方法，如凯氏定氮法、双缩脲法、酚试剂法、紫外分光光度法、染料结合法、比浊法等，以上方法各有优缺点，凯氏定氮法是经典测定方法，双缩脲法目前在临床上应用广泛，在实际应用中可以根据标本的类型选择合适的测定方法。其他体液蛋白质的含量测定也可参照此类方法。

1. 凯氏定氮法

（1）原理：根据蛋白质平均含氮量 16%，通过测定样品中的含氮量来计算蛋白浓度，称为凯氏定氮法。

（2）方法学评价：是蛋白质测定公认参考方法。结果准确性好，精密度高，灵敏度高，适用于一切形态的样品，目前用于标准蛋白质的定值和校正其他方法等。但该法操作费时且复杂，不适合体液总蛋白常规测定，而且样品中各种蛋白质含氮量有一定的差异，不适合临床应用。特别值得注意的是，某些非蛋白含氮物可能会对此法的测定结果产生影响。

2. 双缩脲法

（1）原理：蛋白质的肽键（—CO—NH—）在碱性溶液中能与 2 价铜离子作用，生成稳定的紫红色络合物，此反应和 2 个尿素分子缩合后生成的双缩脲（$H_2N—OC—NH—CO—NH_2$）在碱性溶液中与铜离子作用形成紫红色的反应相似，故称为双缩脲反应。这种紫红色络合物在 540 mm 处有明显吸收峰，吸光度在一定范围内与血清蛋白含量呈正比，经与同样处理的蛋白质标准液比较，即可得蛋白质含量。

（2）方法学评价：该法是 WHO 和 IFCC 推荐的蛋白质定量方法。操作简便，准确性和特异性好，显色稳定性好，试剂单一且易获得，灵敏度虽不高，但对血清总蛋白定量较为适用。对蛋白质含量很低的体液如脑脊液、尿液等，不是合适的定量方法。缺点是试剂具有强腐蚀性。

3. 酚试剂法

（1）原理：蛋白质中酪氨酸和色氨酸残基可将磷钨酸—磷钼酸试剂还原，生成蓝色钼蓝。此法称为酚试剂法。Lowry 对此法进行了改良，在酚试剂中加入碱性铜离子。

（2）方法学评价：改良法（Lowry 法）集中了双缩脲法和酚试剂法的优点。由于蛋白质中酪氨酸含量不同，生色强度不同，所以使用同种蛋白质作标准，灵敏度比双缩脲反应高100倍。此法灵敏度虽高，但受许多还原物质的干扰，如糖类、酚类等，限制了它在临床上的应用。

4. 染料结合法

（1）原理：在酸性条件下，蛋白质分子可解离出带有正电荷的 NH_3^+，可与染料阴离子结合而产生颜色改变，在一定蛋白质浓度范围内，蛋白质和染料结合符合比尔定律，因此可以通过测定染料在特定波长的吸光度的增加得到与其结合的蛋白质量，此法称为染料结合法。常用的染料有氨基黑、丽春红、邻苯三酚红钼、考马斯亮蓝。

（2）方法学评价：该法简单、迅速、干扰物质少、灵敏度高，缺点是特异性不高，不同的蛋白质与染料的结合力不一致，标准物不易确定，且比色杯对染料有吸附作用。

二、血浆清蛋白的检测

目前对血浆清蛋白（Alb）进行定量的主要方法为电泳法、染料结合法及干化学法等。

染料结合法是清蛋白检测最常用的方法，Alb 与阴离子染料溴甲酚绿（BCG）或溴甲酚紫（BCP）结合，而球蛋白几乎都不与这些染料结合。BCP 法虽然有受球蛋白和其他血浆蛋白干扰小的优点，但是检测灵敏度较低，与非人源性 Alb 的亲和力相当弱，使其应用受限。BCG 法灵敏度高，操作简便，重复性好，能自动化，自动化分析仪的普遍使用使比色能在反应 10~30 秒后立即进行（去除非特异性反应），因而该法很实用。BCG 法是 WHO 推荐的方法。目前市售 Alb 测定试剂盒也多采用 BCG 法。

三、血浆特种蛋白质的检测

血浆特种蛋白质是指用免疫学或其他特种手段测定的血清蛋白质成分。主要包括：AAT、AAG、触珠蛋白、AMG、铜蓝蛋白、TRF、β_2-微球蛋白、IgG、IgA、IgM、C 反应蛋白和补体 C3、C4 等。目前特种蛋白质的检测主要以免疫分析技术为主，即利用已制备好的特异性抗原或抗体作为试剂，检测标本中相应的抗体和抗原。其具体方法有免疫沉淀试验、免疫电泳、免疫比浊、放射免疫技术、酶免技术、荧光免疫分析技术、化学发光免疫技术和电化学发光免疫技术。目前常用的是透射比浊法和散射比浊法。

四、蛋白质电泳检测技术

1. 血清蛋白电泳

目前临床实验室多采用自动电泳仪进行血清蛋白电泳的分析，电泳条带清晰，分离效果好，操作相对简单，时间短，适合临床标本的检测。通常采用乙酸纤维素薄膜或琼脂糖凝胶作为电泳介质，分离后的蛋白质区带采用氨基黑进行染色，再由光密度扫描计对区带进行吸光度检测。

琼脂糖是具有较高的凝胶强度的电泳介质，透明度好，扩散速度快，不吸收紫外光。其最大的优点是对蛋白质的亲和力低，干燥后透明度高，便于密度检测。

2. 尿或脑脊液蛋白电泳

尿蛋白电泳分离后，可用光密度扫描仪结合总蛋白定量，计算出各区带蛋白的含量。琼脂糖凝胶电泳可以用来鉴别肾小球、肾小管性蛋白尿，此方法对于区分生理性、肾小管性或混合性蛋白尿比其他方法都好，但是电泳前要将尿液浓缩或采用高灵敏度的染色方法，如银染色或金染色。

十二烷基硫酸钠—聚丙烯酰胺凝胶电泳（SDS-PAGE）是目前国内部分肾病实验室应用于临床的常规检测方法。此法将尿蛋白按分子量大小进行分离，从而判断肾小球性蛋白尿及肾小管性、溢出性、混合性蛋白尿等。

脑脊液标本蛋白经琼脂糖凝胶电泳后，可以分为 6 个区带，分别为 PA、Alb、α_1、α_2、β、γ。为增加灵敏度，可以采用浓缩标本或是高灵敏度的染色方法。

3. 免疫固定电泳

免疫固定电泳技术（IFE）是一种包括琼脂糖凝胶蛋白电泳和免疫沉淀 2 个过程的操作。检测标本可以是血清、尿液、脑脊液或其他体液。免疫球蛋白或轻链与其相应抗体发生结合反应，产生不溶解的抗原抗体反应物沉淀，未反应的蛋白随后被清洗掉，而抗原抗体反应物（在暗色背景下为白色云状条带）经染色后，形成可见条带，通过比较普通电泳条带与免疫固定后的沉淀带，可对结果作出某种单克隆蛋白的定性解释。IFE 可用于鉴别单克隆丙种球蛋白血症和多克隆丙种球蛋白血症，也是目前最广泛地用于鉴别 M 蛋白的方法之一。

（郭宝凤）

第三节　氨基酸代谢及其紊乱

氨基酸（AA）具有重要的生理功能，主要是作为合成蛋白质的原料，还可以合成多肽及其他含氮的生理活性物质。人体内的氨基酸主要分为两大类：一类是体内不能合成而必须由食物供应的氨基酸，称为营养必需氨基酸；另一类是不一定需要食物供应，体内可以自己合成的称为非必需氨基酸。人体内的氨基酸主要来自食物蛋白质的消化吸收。外源性和内源性氨基酸共同构成"氨基酸代谢库"，参与体内代谢。不同氨基酸结构不同，其代谢途径也各有特点。

氨基酸代谢紊乱主要分为两类：一类是遗传性氨基酸代谢紊乱，由于参与氨基酸代谢的酶或其他蛋白质因子缺乏或相关基因突变而引起；另一类是继发性氨基酸代谢紊乱，由于和氨基酸代谢有关的器官如肝、肾出现严重病变而引起氨基酸代谢紊乱。遗传性氨基酸代谢紊乱多数由于缺乏某种酶引起，造成相应代谢产物在体内堆积，血中的浓度增加到一定水平就会从尿中排出。此外，氨基酸正常的代谢途径受阻，可通过另外的途径代偿，使该途径的产物在血、尿中出现。小肠黏膜上皮细胞和肾近曲小管上皮细胞上都有相应的氨基酸转运蛋白。当载体缺乏时，尿中相应氨基酸排出增加，血中该氨基酸则降低。表 7-3 中列举了遗传性氨基酸代谢紊乱的血浆和尿检查结果。

表 7-3　主要遗传性氨基酸代谢紊乱的血浆和尿检查结果

疾病名称	缺乏的酶	血浆中增高的成分	尿中增高的成分
苯丙酮尿症	苯丙氨酸羟化酶	苯丙氨酸、苯丙酮酸	苯丙氨酸、苯丙酮酸
尿黑酸尿症	尿黑酸氧化酶	尿黑酸（轻度）	尿黑酸
同型胱氨酸尿症	胱硫醚合成酶	甲硫氨酸、同型胱氨酸	同型胱氨酸
支链酮酸尿症	支链酮酸氧化酶	缬氨酸、丙氨酸	异亮氨酸、相应的酮酸

续表

疾病名称	缺乏的酶	血浆中增高的成分	尿中增高的成分
胱硫醚尿症	胱硫醚酶	胱硫醚	胱硫醚
精氨酸琥珀酸尿症	精氨酸琥珀酸酶	谷氨酰胺、脯氨酸、甘氨酸等	精氨酸琥珀酸
胱氨酸尿症	肾小管碱性氨基酸载体	—	胱氨酸、精氨酸、赖氨酸、鸟氨酸
二羧基氨基酸尿症	肾小管酸性氨基酸载体	—	谷氨酸、天冬氨酸
亚氨基甘氨酸尿症	肾小管亚氨基酸载体	—	脯氨酸、羟脯氨酸、甘氨酸
I型酪氨酸血症	延胡索酰乙酰乙酸水解酶	酪氨酸、甲硫氨酸	酪氨酸、对—羟苯丙酮酸等
组氨酸血症	组氨酸酶	组氨酸、丙氨酸	咪唑、丙酮酸及其他组氨酸代谢物
甘氨酸血症	甘氨酸氧化酶	甘氨酸	甘氨酸
I型高脯氨酸血症	脯氨酸氧化酶	脯氨酸	脯氨酸、羟脯氨酸
精氨酸血症	精氨酸酶	精氨酸	精氨酸、胱氨酸

一、苯丙氨酸代谢

1. 苯丙氨酸的正常代谢

正常情况下，苯丙氨酸的代谢主要是在苯丙氨酸羟化酶（PHA）的作用下生成酪氨酸。苯丙氨酸羟化酶是一种单加氧酶，其辅酶是四氢生物蝶呤，催化的反应是不可逆反应。

2. 苯丙氨酸的代谢紊乱

（1）苯丙酮尿症（PKU）：苯丙酮尿症主要是由于苯丙氨酸羟化酶缺乏而引起的常染色体隐性遗传病，患者尿中有大量苯丙酮酸。其发病率因种族而异，为 1/25 000~1/6 000，我国发病率约为 1/16 500。多数由于苯丙氨酸羟化酶缺乏或不足，体内苯丙氨酸不能转变成酪氨酸，而是通过转氨基作用生成苯丙酮酸，后者进一步转变成苯乙酸等代谢产物。少数是由于苯丙氨酸羟化酶的辅酶四氢生物蝶呤生成不足，同样导致体内苯丙氨酸不能转变成酪氨酸（图 7-1）。PKU 患者血中苯丙氨酸极度升高，可以超过 1.2 mmol/L（正常仅 0.12 mmol/L 以下），苯丙酮酸浓度可达 0.1~0.5 mmol/L。

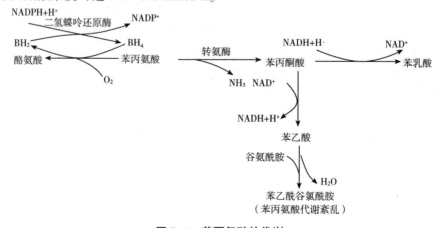

图 7-1　苯丙氨酸的代谢

（2）苯丙酮酸尿症临床表现及治疗：苯丙酮酸的堆积对中枢神经系统有毒性，故 PKU 患儿的智力发育障碍，其严重程度和血苯丙氨酸的升高程度和持续时间有关。可能是因为苯丙氨酸与其他氨基酸竞争载体，干扰了其他氨基酸通过血脑屏障，导致脑内氨基酸不平衡而影响脑功能及其发育。PKU 患者因为生成酪氨酸障碍，而且苯丙氨酸竞争性抑制了酪氨酸酶活性，使黑色素生成减少，故 PKU 患者表现有毛发和皮肤色素较正常人略浅。此外，患儿还有霉臭体味，尿有鼠尿样气味，容易流唾液及出汗，有反复发作的惊厥、肌张力增高等症状。

患儿在出生后 3 个月内就需采用低苯丙氨酸膳食（如低苯丙氨酸奶粉），控制血苯丙氨酸浓度可以改善症状，防止痴呆发生。这种治疗至少要坚持到 10 岁，甚至终身。

（3）新生儿苯丙酮尿症的生物化学检验：PKU 的早期诊断对于防止 PKU 严重后果的发生很有必要。目前国际上进行新生儿 PKU 筛查的常用方法有 Guthrie 试验、荧光光度法、苯丙氨酸脱氢酶法。其中 Guthrie 试验是由 Guthrie 建立的一种细菌抑制法，是一种 PKU 筛查试验。评估检测中还应该包括对尿中生物蝶呤和新蝶呤的测定。新生儿 PKU 的诊断试验主要通过色谱法、荧光分光光度法和 $FeCl_3$ 法等检测尿中的苯丙酮酸。

此外，随着分子生物学的迅速发展，还可以采用 DNA 分析技术鉴定出导致 PKU 的基因突变。

二、酪氨酸代谢

1. 酪氨酸的正常分解代谢及转变

酪氨酸是合成蛋白质的基本成分，而且是某些神经递质、激素和黑色素等的前体。

（1）主要代谢途径：酪氨酸在酪氨酸转氨酶的催化下生成对羟苯丙酮酸，后者在氯化酶作用下生成尿黑酸，进一步氧化生成苹果酰乙酰乙酸、延胡索酰乙酰乙酸，后者在延胡索酰乙酰乙酸水解酶的作用下生成延胡索酸和乙酰乙酸，分别进入糖和脂肪酸代谢途径。

（2）合成儿茶酚胺和黑色素：酪氨酸在酪氨酸羟化酶的作用下生成 3，4-二羟苯丙氨酸，后者在多巴脱羧酶的作用下生成多巴胺。多巴胺是脑中的一种神经递质。在肾上腺髓质中多巴胺侧链的 β 碳原子可再被羟化生成去甲肾上腺素，后者经 N-甲基转移酶催化，活性甲硫氨酸提供甲基，生成肾上腺素。

此外，酪氨酸在皮肤黑色素细胞中酪氨酸羟化酶的催化下，酪氨酸羟化生成多巴，后者经氧化、脱羧等反应转变成吲哚-5，6-醌。黑色素由多巴醌、吲哚-5，6-醌、2，3-羧酸以 3：2：1 比例聚合而成。

2. 酪氨酸代谢紊乱

（1）酪氨酸血症：常见的有 I 型及 II 型酪氨酸血症。I 型酪氨酸血症是由于酪氨酸分解途径中延胡索酰乙酰乙酸酶、对—羟苯丙酮酸氧化酶活性降低，延胡索酸乙酰乙酸则还原成琥珀酰乙酰乙酸，后者脱羧生成琥珀酰丙酮。琥珀酰丙酮可损害肝和肾的功能，而且能抑制甲硫氨酸腺苷转移酶活性而造成血中甲硫氨酸浓度升高。患者血、尿中酪氨酸水平升高；血甲硫氨酸浓度升高；尿中出现大量多巴等其他酪氨酸代谢产物。

I 型酪氨酸血症又称肝肾型酪氨酸血症，分为急性和慢性酪氨酸血症。急性酪氨酸血症患者肝延胡索酰乙酰乙酸酶只有正常人的 6%，临床表现有腹泻、呕吐。若未治疗，常在 1 岁前死于肝衰竭。慢性酪氨酸血症患者肝延胡索酰乙酰乙酸酶约是正常人的 20%，症状较轻，常在 10 岁前死亡。Ⅰ型酪氨酸血症发病率约为 1/10 万，用低酪氨酸、甲硫氨酸和苯丙氨酸膳食可减轻症状。

Ⅱ型酪氨酸血症较罕见，肝细胞中酪氨酸转氨酶缺乏，导致血和尿中酪氨酸水平升高。因为患者延胡索酰乙酰乙酸酶正常，血中甲硫氨酸并不升高。该症患者临床表现有流泪、畏光、角膜浑浊、皮肤过度老化、智力发育不全等症状。

酪氨酸血症的生物化学检验可采用离子交换层析，是检测血清酪氨酸升高的参考方法，分光光度法和酶学方法也可用于该症的诊断。

（2）白化病：白化病是由于人体缺乏酪氨酸酶，黑色素合成障碍所致，发病率约为 1/13 000。黑色素具有防止阳光照射产生皮炎、慢性皮肤损伤以及防止皮肤癌等作用，因此，患者应尽可能避免日光照射。

三、含硫氨基酸代谢

1. 含硫氨基酸的正常代谢

含硫氨基酸包括甲硫氨酸（Met）、半胱氨酸（Cys）和胱氨酸。其中，Met 可以转变成 Cys，胱氨酸是 2 个 Cys 巯基缩合的产物。但 Cys 和胱氨酸不能变成 Met。同型半胱氨酸（HCY）比 Cys 多 1 个次甲基（—CH_2），是 Met 代谢的中间产物。HCY 很不稳定，容易氧化成同型胱氨酸或 HCY-Cys 二硫化合物，只有少量以还原型 HCY 存在于血浆中。这些含硫氨基酸在血浆中大部分和蛋白质结合存在，通常所指的 HCY 包括结合和游离的 HCY 化合物。

同型半胱氨酸可与丝氨酸在胱硫醚-β-合成酶（CBS）的作用下缩合生成胱硫醚，后者进一步生成 Cys 和 α-酮丁酸。

2. 同型半胱氨酸的代谢紊乱

（1）同型胱氨酸尿症：是含硫氨基酸代谢紊乱中最常见的类型，体内 HCY 转化受阻，导致血液 HCY 升高，常与 HCY 尿症相伴行。HCY 水平升高与遗传和营养因素有关。HCY 代谢途径上的酶如甲硫氨酸合成酶、胱硫醚-β-合成酶的基因突变可导致 HCY 转化受阻，产生高 HCY 血症。此外，微量营养素如维生素 B_6、维生素 B_{12} 和叶酸的水平越高，HCY 的水平就越高。

1）胱硫醚-β-合成酶缺乏：为 HCY 尿症最常见的原因，发病率约为 1/20，约有 50%患者的肝、脑、白细胞和培养的成纤维细胞中测不出该酶，其余患者的酶活性也只有正常人的 1%~5%。该酶的缺乏导致血浆 HCY 及其前体积聚，HCY 达到可检测水平，Met 水平升高。正常人 Met 参考区间约 30 μmol/L，该症可达到 2 mmol/L。尿中也含有 Met、HCY 和其他含硫氨基酸。胱硫醚-β-合成酶完全缺失可用低 Met 饮食补充胱氨酸治疗。胱硫醚-β-合成酶缺乏在新生儿不会出现症状，但随着年龄的增长，多数患者会出现眼晶状体脱位、骨骼畸形、动脉粥样硬化等临床表现。

2）甲硫氨酸合成酶缺乏：甲硫氨酸合成酶即 N_5-甲基四氢叶酸转甲基酶。患者血浆和尿中 HCY 和胱硫醚升高，但是血浆甲硫氨酸降低，借此可与胱硫醚-β-合成酶缺乏所致的同型胱氨酸尿症相鉴别。

3）食物营养素缺乏：维生素 B_6 是胱硫醚-β-合成酶的辅酶，维生素 B_{12} 是甲硫氨酸合成酶的辅酶，N^5-甲基四氢叶酸是体内甲基的间接供体，因此，这三者缺乏同样会导致 HCY

尿症。

（2）同型胱氨酸尿症的生物化学检验：新生儿筛选只适用于胱硫醚-β-合成酶缺失所致的 HCY 尿症，可采用检测血浆 Met 升高的 Guthrie 试验，但阳性结果的解释要排除其他原因，如暂时的肝损害，酪氨酸代谢病或肝 S-腺苷甲硫氨酸合成酶缺乏所致。如果未进行新生儿筛选，该病需待症状出现或尿液检测时才能被发现。HCY 和胱氨酸可用硝基氢氰试验进行检测。银硝普盐改良试验可以用来区别 HCY 和胱氨酸。HCY 的正常血浆浓度约为 10 μmol/L，受性别和年龄等影响，男性比女性高，但绝经后妇女有明显上升趋势。

（3）同型胱氨酸与心血管疾病：血浆 HCY 增加时，心血管疾病的危险性也增加，目前国内外逐渐将血浆 HCY 水平检测作为心脑血管病临床常规检查指标。特别是对于血脂正常、胆固醇不高的人群；有严重动脉粥样硬化性心脏病和家族史人群；早年有（<50 岁）冠心病、脑血管或外周血管疾病的人群。此外，应用一些药物，如甲氨蝶呤、氨茶碱等可能会出现 HCY 升高，有引发心血管疾病的可能。HCY 增加导致心血管疾病危险性增加的原因可能是：①HCY 浓度增加可自发形成硫基内酯化合物；②HCY 自发氧化，形成超氧化物和过氧化氢，导致内皮细胞损伤、低密度脂蛋白氧化、血管平滑肌持续性收缩。

正常情况下过量的 HCY 会很快被清除，在维生素（如维生素 B_6、维生素 B_{12}、叶酸等）的协助下转变为成年人体内所需的氨基酸降解排泄。控制 HCY 的简单方法是保持均衡饮食，多吃绿叶蔬菜、橘类水果、豆类、鱼类等。

HCY 测定方法有高效液相色谱法（HPLC）、放射免疫分析法、荧光偏振免疫分析（FPIA）等。一般在禁食 12~14 小时后抽取静脉血，用 EDTA（或肝素）抗凝，立即置于 4 ℃冰箱。若不能冷藏，应在 1 小时内分离血浆进行测定。空腹血浆 HCY 参考区间为 5~15 μmol/L，高于上限称高 HCY 血症，高 HCY 血症分为 3 型，即轻度（16~30 μmol/L）、中度（31~100 mol/L）、重度（>100 μmol/L）。重度高 HCY 血症很少见，但轻度高 HCY 血症发病率占正常人群的 5%~7%。

四、继发性氨基酸代谢紊乱

氨基酸的正常代谢是生命活动的一个重要基础，肝、肾、肌等是氨基酸代谢的重要组织器官。继发性氨基酸代谢紊乱主要由于肝、肾、蛋白质—能量营养紊乱以及烧伤等原因引起。

1. 肝疾病和氨基酸代谢紊乱

多数氨基酸如芳香族氨基酸（AAA）、丙氨酸主要在肝内分解，支链氨基酸（BCAA）主要在肌组织、肾、脑中分解。肌组织中氨基酸代谢产生的氨以丙氨酸的形式运送至肝，生成尿素以解氨毒。

肝衰竭时有明显的氨基酸代谢紊乱，AAA 在肝中的分解减少，引起血浆 AAA 浓度升高。胰岛素在肝中的降解也减少，血浆中胰岛素含量增多，促进 BCAA 在肌肉等组织中的降解增多，最终导致血浆 BCAA 浓度降低。正常情况下，BCAA/AAA 为 3.0~3.5，慢性肝病可降至 2.0 左右，若降至 1.0 左右，常发生肝性脑病，肝性脑病时可降至 0.71~0.77。临床上给肝性脑病患者以高 BCAA 的膳食或输液，通过提高 BCAA/AAA 比值来缓解症状。

肝性脑病与氨基酸代谢异常关系密切，现已提出了多种假说来阐明肝性脑病机制。

（1）氨中毒学说：体内产生的主要氨通过肝合成尿素，肝功能障碍时导致血氨升高，从而干扰大脑能量代谢，最终导致脑功能失常。

（2）假神经递质学说：严重肝病时体内产生的大量芳香胺类物质干扰了脑组织正常的神经递质——儿茶酚胺类物质代谢，导致神经系统功能紊乱。此外还有血浆胰岛素—氨基酸失衡学说、γ-氨基丁酸假说等。

2. 肾疾病与氨基酸代谢紊乱

肾衰竭患者血浆和骨骼肌中多数存在氨基酸浓度异常，某些必需氨基酸，尤其是 BCAA 浓度降低。

继发性肾性氨基酸尿一般是由于肾小管损害、肾近曲小管功能障碍引起，如肾中毒、急性肾小管坏死等。氨基酸尿可以是仅因为肾小管重吸收氨基酸障碍而导致，也可以是由于肾近曲小管所有吸收功能障碍而导致。

五、氨基酸的生物化学检验

以下是 4 种常用的 AA 分析检测方法。

1. HPLC 自动分析法

目前全自动分析仪已在临床医学中应用，可对血浆、血清、尿液、脑脊液、羊水甚至细胞内液等各种体液进行检测。样本用量只需数十至数百微升，2~4 小时即可测出各种 AA 含量。

2. 化学分析法

（1）尿液总氨基酸测定：可用磷酸铜试剂法进行。本法对多种 AA 均有反应，但色氨酸、亮氨酸、异亮氨酸反应不佳，因为它们在尿液中的含量较少，故可忽略不计。

（2）色氨酸测定：色氨酸与甲醛缩合并被 $FeCl_3$ 氧化，形成具有荧光的去甲哈尔曼，通过测定其荧光进行测定。

（3）尿羟脯氨酸测定：先用盐酸加热使结合型羟脯氨酸水解成游离型羟脯氨酸，再用氯胺 T 氧化使其形成吡咯类化合物，后者和对二甲氨基苯甲醛作用生成红色化合物。

3. 酶法测定

苯丙氨酸、酪氨酸、支链氨基酸、谷氨酰胺等均可采用酶法测定。

4. 纸层析和薄层色谱

纸层析灵敏度低、分辨率差、费时，近年来已经逐渐被速度快、分辨率和灵敏度高的薄层色谱所代替。

（刘秉春）

第四节　核酸代谢及其紊乱

核酸是生物体在生命活动过程中起着极重要作用的一类生物大分子。核苷酸是组成核酸的基本结构单位，由碱基（嘌呤或嘧啶）、磷酸及核糖（或脱氧核糖）所组成。核苷酸具有多种重要的生理功用，其中最主要的是作为合成核酸分子的原料。此外，还参与能量代谢、代谢调节等过程。

嘌呤核苷酸合成和代谢中最常见的代谢紊乱是高尿酸血症，并由此导致痛风。嘧啶核苷酸从头合成途径中的酶缺陷可引起乳清酸尿症。

一、嘌呤核苷酸的代谢

1. 嘌呤核苷酸的正常代谢

嘌呤核苷酸包括腺苷酸（AMP）和鸟苷酸（GMP）。机体嘌呤核苷酸合成有 2 条途径：一是利用核糖-5-磷酸、氨基酸、一碳单位及 CO_2 等简单小分子物质为原料，经过一系列酶促反应合成嘌呤核苷酸，称为从头合成途径；二是利用体内游离的嘌呤或嘌呤核苷，经过简单的反应过程，合成嘌呤核苷酸，称为补救合成途径或重新利用途径。一般情况下以前者为主。

嘌呤核苷酸的分解代谢先在核苷酸酶的催化下水解成核苷和磷酸。核苷脱氨酶将腺苷脱氨生成次黄苷，次黄苷和鸟苷经核苷磷酸化酶水解成核糖-1-磷酸和次黄嘌呤和鸟嘌呤。次黄嘌呤再经黄嘌呤氧化酶氧化成黄嘌呤，在同一酶催化下氧化成终产物尿酸。嘌呤核苷酸合成和分解代谢途径见图 7-2。

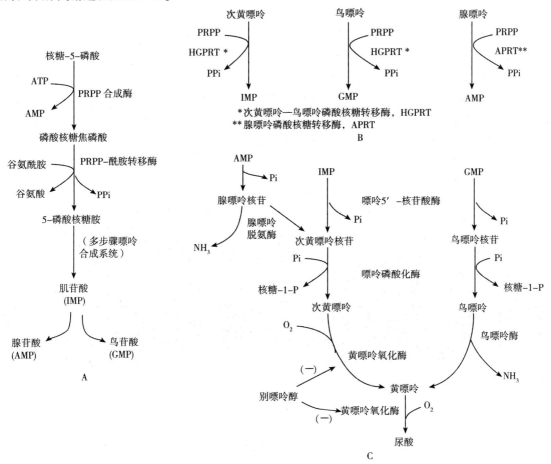

图 7-2　嘌呤核苷酸合成和分解代谢途径

注　A. 嘌呤核苷酸从头合成途径；B. 嘌呤核苷酸补救合成途径；C. 嘌呤核苷酸分解代谢途径。

2. 嘌呤核苷酸的代谢紊乱

（1）高尿酸血症：指细胞外液的尿酸盐呈过饱和状态，一般认为血尿酸盐≥417 μmol/L

时应考虑高尿酸血症。高尿酸血症由尿酸排泄障碍或嘌呤代谢紊乱引起。因人和猿类体内缺乏尿酸氧化酶，无法将尿酸分解成 NH_3、CO_2 和 H_2O，直接经肾排出体外。体液尿酸浓度的高低取决于体内嘌呤合成量、食入量和尿酸排出量之间的平衡状态。

1）尿酸排泄减少：体内合成的尿酸 20%~30%经肠道排泄，70%~80%经肾排泄。生理情况下，尿酸通过肾小球滤过、肾小管重吸收和分泌，最终随尿排出的尿酸只占滤过量的6%~10%。当肾小球滤过率下降或近端肾小管对尿酸的重吸收增加和（或）分泌功能减退时，便导致高尿酸血症。原发性高尿酸血症中尿酸排泄减少，大部分是由机制不明的多基因性遗传缺陷引起。继发性高尿酸血症则由导致肾小球滤过率下降或肾小管排泌尿酸减少的疾病引起。

2）尿酸生成过多：嘌呤合成代谢紊乱，体内 80%尿酸来源于生物合成的嘌呤，嘌呤合成代谢紊乱可致高尿酸血症。其中大多数由多基因遗传缺陷引起，机制不明。少数由特异酶缺陷引起，包括：①次黄嘌呤—鸟嘌呤磷酸核苷转移酶（HGPRT）完全或部分缺乏，前者引起自毁容貌综合征，也称幼年性痛风合并脑损害、幼年性高尿酸血症，可表现为嘌呤产生过多和尿酸增多，为 X 连锁隐性遗传；而 HGPRT 部分缺乏症又称青春期原发性痛风，也属 X 连锁遗传，患者表现痛风较严重；②磷酸核糖焦磷酸（PRPP）合成酶活性增强，该酶加速嘌呤合成，会导致尿酸生成过多；③葡萄糖-6-磷酸脱氢酶（G6PD）缺乏，引起葡萄糖-6-磷酸增多，沿磷酸戊糖代谢途径转化成较多的 PRPP，使嘌呤合成增多，可引起 I 型糖原积累病（Von Gierke 病），呈常染色体隐性遗传，患者伴明显的高尿酸血症及痛风；④腺嘌呤磷酸核糖转移酶（APRT）缺乏，属常染色体隐性遗传，腺嘌呤不能经补救途径合成腺苷酸而堆积，不能转变为尿酸而出现无高尿酸血症及痛风症，但腺嘌呤的代谢产物 2,8 二羟腺嘌呤由尿排出增加，可产生肾结石，因此临床上常误认为尿酸结石。有研究表明，因体内谷胱甘肽还原酶（GR）、谷胺酰胺磷酸核糖焦磷酸胺转移酶（GPR-PPAT）、黄嘌呤氧化酶（XO）数量增多和活性增高，也会导致高尿酸血症。

嘌呤吸收增多：体内 20%的尿酸来源于食物中的嘌呤，摄入富含嘌呤食物过多可诱发痛风发作，但不是发生高尿酸血症的原因。

嘌呤分解过多：在骨髓增殖性疾病如各类白血病、红细胞增多症等，因旺盛的细胞合成与分解，出现核酸分解亢进，嘌呤和尿酸生成增多。

（2）痛风：痛风是一组疾病，由于遗传性和（或）获得性的尿酸排泄减少和（或）嘌呤代谢障碍，导致高尿酸血症及尿酸盐沉积和结晶形成，从而引起特征性急性关节炎、痛风石、间质性肾炎，严重者呈关节畸形及行动障碍；常伴尿酸性尿路结石。高尿酸血症只有10%~20%发生痛风。有研究发现，原发性痛风常与肥胖、血脂紊乱、2 型糖尿病及原发性高血压等并发，痛风患者约有 1/4 并发糖尿病。原发性痛风患病率男、女比为 20：1，多数女性患者为绝经后，常在春、秋季节发病。随着经济发展和生活方式的改变，其发病率逐渐上升。

临床上常用别嘌呤醇治疗痛风。别嘌呤醇进入体内后首先被黄嘌呤氧化酶氧化为别黄嘌呤，然后牢固地结合在酶的活性部位上使其受抑制，从而抑制次黄嘌呤和黄嘌呤转变为尿酸，使血和尿中尿酸浓度下降。次黄嘌呤和黄嘌呤虽然升高，但溶解度较大，易被肾廓清。同时，别嘌呤醇在体内经代谢转变，与 PRPP 生成别嘌呤核苷酸，不仅消耗了 PRPP，使其含量下降，还能反馈抑制 PRPP 酰胺转移酶，抑制嘌呤核苷酸的从头合成。

（3）尿酸的生物化学检验：血、尿中尿酸的测定方法有尿酸氧化酶紫外法、尿酸氧化酶—过氧化物酶偶联法、磷钨酸还原法、HPLC 法和干化学方法等。其中尿酸氧化酶紫外法是参考方法。

血尿酸增高主要见于痛风，还可见于白血病及其他恶性肿瘤、多发性骨髓瘤、真性红细胞增多症等疾病，在细胞增殖周期快、核酸分解代谢增加时，肾疾病导致肾功能减退时，氯仿中毒、四氯化碳中毒、铅中毒及食用富含核酸的食物等。血尿酸降低见于恶性贫血、范科尼综合征等。

二、嘧啶核苷酸的代谢

1. 嘧啶核苷酸的正常代谢

与嘌呤核苷酸一样，体内嘧啶核苷酸合成途径也有两条途径，即从头合成与补救合成。合成的原料来自谷氨酰胺、CO_2 和天冬氨酸，其合成过程见图 7-3，与嘌呤核苷酸合成不同，嘧啶核苷酸的合成是先合成嘧啶环，然后再与磷酸核糖相连而成。

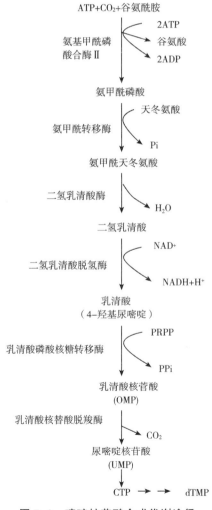

图 7-3　嘧啶核苷酸合成代谢途径

2. 嘧啶核苷酸的代谢紊乱

当乳清酸磷酸核糖转移酶和乳清酸核苷酸脱羧酶缺陷时，乳清酸不能转化为尿嘧啶核苷酸，在血中堆积，并且随尿排出增多，称为乳清酸尿症，它是一种罕见的嘧啶核苷酸代谢紊乱。因乳清酸在尿中溶解度较低，患者尿液中可见无色针状乳清酸结晶。

乳清酸尿症是一种常染色体隐性遗传性疾病，是由于催化嘧啶核苷酸从头合成反应的酶缺陷所致，主要表现为尿中排出大量乳清酸、生长迟缓和重度贫血。如在尿液中发现有针状乳清酸结晶，即可诊断该症。临床上纯合子型极少见，其酶缺乏较严重，酶活性仅为正常人的 1% ~ 5%。杂合子型患者酶缺陷较轻，尿中乳清酸量仅轻度增加，临床无明显血液学及其他症状。

临床用乌拉地尔或胞嘧啶治疗该病，但用叶酸或维生素 B_{12} 治疗无效。乌拉地尔经磷酸化可生成尿嘧啶核苷酸，抑制氨基甲酰磷酸合成酶 II 的活性，从而抑制嘧啶核苷酸的从头合成和乳清酸的生成。

（杜文亚）

第八章

分子杂交技术

第一节　核酸探针的种类

一、按标记方法分类

1. 放射性核素标记

放射性核素标记是最早采用的，也是目前常用的核酸探针标记方法。其特点是敏感度高。常用的放射性核素有 ^{32}P 和 ^{35}S。

2. 非放射性标记物

目前非放射性标记物主要有以下几种：①荧光物质，如异硫氰酸荧光素（FITC）等；②酶类，如辣根过氧化物酶（HRP）、半乳糖苷酶或碱性磷酸酶（ALP）等；③半抗原，如地高辛、生物素；④金属类，如 Hg。

二、按探针来源和核酸性质分类

1. DNA 探针

DNA 探针是指长度为数百个碱基对以上的双链或单链探针，DNA 探针多为 1 个基因的全部或部分序列，也可以是基因的非编码序列。DNA 探针是常用的核酸探针，优点包括：①标记方法成熟，有多种标记方法可供选择，并能用于核素和非核素标记；②DNA 探针可以克隆到质粒载体中进行无限繁殖，而且制备方法简便；③相对于 RNA 而言，DNA 探针不易降解。

2. cDNA 探针

cDNA 是指互补于 mRNA 的 DNA 链。以 mRNA 为模板，利用反转录酶催化合成 1 条与 mRNA 互补的 DNA 链（cDNA），然后用 RNase H 将 mRNA 消化掉，再在 DNA 聚合酶的催化下合成第 2 条 DNA 链，即形成双链 DNA，再将其插入适当的质粒载体，转入细菌中扩增和保存。cDNA 探针除了具有上述 DNA 探针的优点外，由于用这种技术获得的 DNA 探针不含有基因的内含子序列，因此，cDNA 探针用于检测基因表达时杂交效率要明显高于真核基因组 DNA 探针。尤其适用于基因表达的检测。

3. RNA 探针

RNA 探针可以是分离的 RNA，但更多的是携目的基因的重组载体在 RNA 聚合酶的作用下转录生成。RNA 探针为单链核酸分子，其复杂性低，杂交时不存在第 2 条链的竞争，因此，RNA 探针与待测核酸杂交的效率高，灵敏度高。同时由于 RNA/RNA 和 RNA/DNA 杂交体的稳定性较 DNA/DNA 杂交体的稳定性高，杂交反应可以在更为严格的条件下进行，因而 RNA 探针的特异性高。

4. 单核苷酸探针

DNA 自动合成仪的出现，使核酸探针的制备十分方便，可根据已知 DNA 或 RNA 序列，通过化学方法人工合成长 20~50 个碱基靶序列精确互补的 DNA 片段作为探针。作为单核苷酸探针的 DNA 片段一般要求具备以下条件：①长度适宜；②碱基组成合适，G+C 含量在 40%~60%，避免单一碱基的重复出现；③DNA 序列本身不能形成"发夹"结构，否则会降低探针与目的基因序列的结合能力；④特异性高。探针序列应特异性地与靶序列核酸杂交，而与非靶序列的同源性尽量低。单核苷酸探针具有以下特点：序列很短，而且复杂度低，杂交时间短，但灵敏度稍差；可识别靶序列内一个碱基的变化；制备方便，可大量合成，而且价格低廉。

DNA 探针、cDNA 探针和 RNA 探针 3 种探针都是可以基因克隆生成的探针。与单核苷酸探针相比，克隆探针的核酸序列较长，从统计学角度而言，较长的序列随机碰撞互补序列的机会较短序列少，因此其特异性更强，复杂度也高。另外，由于克隆探针较单核苷酸探针掺入的可检测标记基因更多，因此可获得更强的杂交信号。但是，越长的探针对于靶序列变异的识别能力越低。对于单个或少数碱基不配序列，克隆探针则不能区分，因此不能用于检测点突变，此时，需要采用化学合成的单核苷酸探针进行检测。然而，当克隆探针的这种特性被应用于检测病原微生物时，不会因病毒或细菌 DNA 的少许变异而漏诊，这种特性是克隆探针的优点。

（云冠群）

第二节　核酸探针的标记和纯化

目前常用的探针标记物是放射性核素。它具有灵敏度高的优点，但存在环境污染和半衰期短等缺点。近年来发展起来的非放射性标记物如生物素、地高辛等展现出了越来越高的应用价值，但是灵敏度和特异性较放射性标记物差。

一、核酸探针标记物

1. 放射性核素标记物

放射性核素作为核酸探针标记物具有很多优点：灵敏性高，可检测达到数皮克甚至更低浓度水平的核酸，特别适用于单拷贝基因或低丰度的基因组 DNA 或 mRNA 的检测；特异性高，采用放射自显影技术观察结果，样品中的无关核酸和杂质成分不会干扰检测结果；准确性高；方法简便。其缺点主要有：具有衰变特性且半衰期短，费用高，检测时间长，对操作人员、实验室以及环境易存在潜在危害和污染等。因此，其推广使用受到一定限制。但其仍是目前应用最多的一类探针标记物。核酸探针标记常用的放射性核素有以下几种。①^{32}P：特点是放射性强，释放的 β-粒子能量高，穿透力较强，因此灵敏度较高，放射自显影所需时间短，被广泛应用于各种滤膜杂交和液相杂交中，特别适合于基因组中单拷贝基因和低丰度基因的检测。其缺点是半衰期短，只有 14.3 日；射线散射严重，分辨率相对较低。②^{35}S：特点是半衰期较^{32}P 长（为 87.1 日），放射性较强，其射线的散射作用较弱，因此在用 X 线底片自显影时分辨率较高。但是由于其释放的 β-粒子的能量较低，因此检测灵敏度较^{32}P 稍低。适用于核酸序列分析和原位杂交等试验。③^{3}H：优点是射线散射少，分辨率较高；半衰期很长（12.1 年），标记的探针可长时间反复使用。但是^{3}H 的放射性较低，灵敏度有限，因此应用范围也受到限制，同时由于其很长的半衰期，对环境的潜在危害也较大。

2. 非放射性标记物

非放射性标记物具有无放射性污染、稳定性好、探针可以长期保存和处理方便等优点，其应用也越来越广泛。但由于其灵敏度和特异性不高，非放射性标记物还不能完全替代放射性核素在核酸分子杂交中的地位。常用的非放射性标记物有半抗原（如生物素、地高辛）、配体（如作为亲和素配体的生物素）、光密度或电子密度标记物（如金、银）、荧光素（如异硫氰酸荧光素、罗丹明）。

（1）生物素：生物素标记的核酸探针是广泛使用的一种非放射性标记的核酸探针。除 dUTP 外，还可以用生物素对 dATP 和 dCTP 进行标记。另外，也可以将光敏基团与生物素通过连接臂预先连接，形成光敏生物素，再通过化学法对核酸进行标记。光敏生物素标记核酸，方法简单，灵敏度也能够达到皮克水平，可用于外源基因的检测。

（2）地高辛：地高辛是一种具有类固醇半抗原性质的化合物，仅限于洋地黄类植物中存在。因此，其抗体与其他任何固醇类似物无交叉反应。与生物素相比，地高辛标记的探针不受组织、细胞中内源性生物素的干扰，敏感性高，可达 0.1 pg；特异性强；检测产物有鲜艳颜色，反差好，背景染色低；同时，安全稳定，操作简便。不仅应用于 Southern 印迹杂交、斑点杂交及菌落杂交等，还可以检测特定基因序列。地高辛是一种很有推广价值的非放射性标记探针。

（3）荧光素：核酸探针标记常用的荧光素有异硫氰酸荧光素（FITC）、四乙基罗丹明（RB200）、德克萨斯红、吲哚二羧菁（CY3、CY4）及 SYBR Green I 等。荧光素可以通过连接臂直接与探针的核苷或磷酸戊糖骨架共价结合，当被修饰的核苷酸掺入到 DNA 分子中时，荧光素基团便将 DNA 分子标记。另外，也可以将生物素等连接在探针上，由于亲和素对生物素具有极高亲和力，杂交后可用偶联有荧光素的亲和素间接进行荧光检测。

（4）酶：常用的核酸探针非放射性标记酶有辣根过氧化酶（HRP）或碱性磷酸酶（AP）。HRP 可以通过形成 HRP-PBQ-PEI 复合物，在戊二醛的作用下与变性的 DNA 结合，形成 HRP 标记的 DNA 探针。也可以通过核苷酸 5′末端标记 HRP 法和内部标记 AP 法进行探针标记。

二、核酸探针的标记方法

放射性核素标记物和非放射性标记物标记的方法不同。由于放射性核素与相应元素的化学性质完全相同，它的标记只是简单地掺入探针的天然结构而取代非放射性同系物。在非放射性标记物的标记方法主要有两种：一种是将非放射性标记物预先连接于 NTP 或 dNTP 上，然后像放射性核素标记方法一样用酶促聚合反应将标记的核苷酸掺入到 DNA 中，生物素、地高辛等可以采用这种标记方法。另一种是将非放射性标记物与核酸进行化学反应而将其连接到核酸上。

根据探针标记时的反应方式不同，可将核酸探针的标记方法分为化学标记法和酶促标记法两种。化学标记法是通过标记物分子上的活性基团与核酸分子上的基团（如磷酸基）发生化学反应而将标记物结合到探针分子上，这种方法多应用于非放射性标记。化学标记法的优点是简单、快速，标记物在核酸中的分布均匀。酶促标记法是将标记物（放射性核素或非放射性标记物）预先标记在核苷酸分子上，然后通过酶促反应将标记的核苷酸直接掺入探针分子中或将核苷酸分子上的标记物转移到探针分子上。酶促标记法是目前实验室常用的核酸探针标记方法。核酸探针的酶促标记方法种类较多，主要包括缺口平移法、随机引物法、末端标记法、PCR 标记法、cDNA 探针的标记、RNA 探针的标记以及寡核苷酸探针的标记等。

1. 化学法标记核酸探针

化学标记核酸探针的方法简单快速，费用较低。

（1）光敏生物素标记核酸探针：光敏生物素是对光敏感基团与生物素结合而成的一类标记物，由 1 个光敏基团、1 个连接臂和 1 个生物素基团组成。在光作用下，光敏基团的-N3 可以与 DNA 或 RNA 的碱基发生共价交联反应，从而结合到核酸分子上。该方法简便，探针稳定，灵敏度高，适用于 DNA、RNA 的标记。

（2）酶标记核酸探针：通过对苯醌（PBQ）可将辣根过氧化物酶与聚乙烯亚胺（PEI）连接形成 HRP-PBQ-PEI 复合物，此复合物在戊二醛的作用下与变性的 DNA 结合，使 HRP 与 DNA 连接在一起，组成 HRP 标记的 DNA 探针。用标记单核苷酸探针时，可采用核苷酸 5′末端标记 HRP 法和内部标记 AP 法。前者是在合成的单核苷酸的 5′端带一个巯基，同时让 HRP 产生 1 个与巯基反应的基团，与单核苷酸发生反应并结合在一起。后者是在合成单核苷酸的过程掺入尿苷 3′亚磷酰亚胺，合成的单核苷酸可以与 AP 发生反应，得到 AP 标记的单核苷酸探针。

2. 酶促法标记核酸探针

（1）缺口平移法：是利用大肠埃希菌 DNA 聚合酶 I 同时具有 5′→3′的核酸外切酶活性和 5′→3′聚合酶活性，将已被核素或非放射性标记物修饰的 dNTP 掺入新合成的 DNA 探针中去的一种核酸探针标记方法。其原理是先用适当浓度的 DNA 酶 I（DNase I）在双链 DNA 探针分子上制造若干个单链缺口，然后利用大肠埃希菌酶 DNA 聚合酶 I 的 5′→3′核酸外切酶活性，在缺口处将原来的 DNA 链从 5′端向 3′端逐步切除；同时利用大肠埃希菌 DNA 聚合酶 I 的 5′→3′聚合酶活性，将脱氧核苷酸（其中 1 种被核素或非放射性标记物标记）按照碱基互补配对的原则加在缺口处的 3′-羟基上（图 8-1）。使用缺口平移法标记的 DNA 探针比活性高，标记均匀，能满足大多数分子杂交试验的要求。但是其形成的探针较短，且无法精确地控制探针的长度，因此作为对双链 DNA 探针的标记方法已被更好的随机引物法取代。

（2）随机引物法：随机引物是人工合成的含有各种可能排列顺序的 6~8 个核苷酸片段的混合物。在引物混合物中，总有 1 条可以与任何一段核酸片段杂交，并作为 DNA 聚合酶反应的引物，与变性的 DNA 或 RNA 模板退火后，在 DNA 聚合酶或反转录酶的作用下，按碱基互补配对原则不断在 DNA 的 3′-OH 端添加 dNTP（其中 1 种被核素或非放射性标记物标记），经过变性处理后，新合成的探针片段与模板解离，即得到无数各种大小的 DNA 探针（图 8-2）。用随机引物法标记的 DNA 探针或 cDNA 探针的比活性显著高于缺口平移法，而且结果较为稳定，适用于大多数分子杂交试验。同时，随机引物法更为简单，产生的探针长度也更为均一，在杂交反应中重复性更强。另外，这种方法尤其适用于真核 DNA 探针标记，因为随机引物来自真核 DNA，其与真核序列的退火率要高于原核序列。

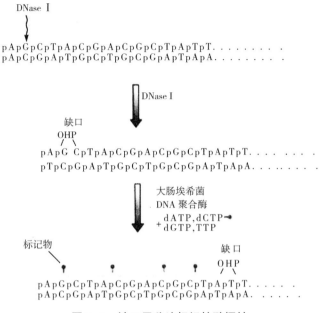

图8-1 缺口平移法标记核酸探针

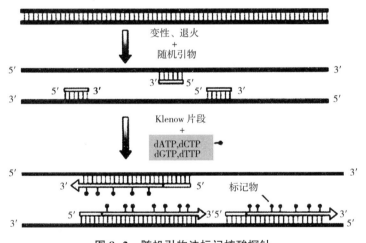

图8-2 随机引物法标记核酸探针

（3）末端标记法。

1）T4 多核苷酸激酶（PNK）标记 DNA 的 5′末端。T4 多核苷酸激酶可以催化 ATP 的 γ- 磷酸转移至 DNA 或 RNA 的 5′-OH 末端。在过量 ADP 存在的情况下，也可催化磷酸交换反应，即催化［γ-^{32}P］dNTP 上的^{32}P 与 DNA5′末端的磷酸发生交换，从而使 DNA 的 5′端得到标记。通常，为了提高标记效率，对于 5′端已经磷酸化的 DNA 探针，首先要用碱性磷酸酶去除 5′端的磷酸基团，然后用 PNK 催化进行 5′末端标记（图8-3）。由于生物素等非放射性标记物不是连接在磷酸基团上，而是连接在碱基上，因此该方法不能直接对 5′端进行非放射性标记。该方法主要用于单核苷酸探针或序列较短的 RNA 和 DNA 探针的标记。

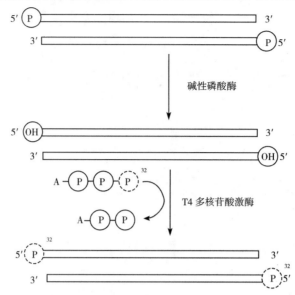

图 8-3　T4 多核苷酸激酶标记核酸探针 5′末端

2）Klenow 片段标记 DNA 的 3′末端。

利用 Klenow 片段在进行核酸探针标记时，先用限制性内切酶将模板 DNA 消化，产生 5′端突出的黏性末端，然后在 Klenow 片段的作用下，以突出的 1 条链为模板，并根据突出的 5′末端序列，选择合适的［a-^{32}P］dNTP 掺入，将 DNA3′凹端补平，即可得到标记的核酸探针（图 8-4）。应注意的是要根据不同限制酶产生的不同黏性末端来选择不同的标记 dNTP。这种方法标记的探针主要用作 DNA 凝胶电泳的分子量参考。

（4）聚合酶链反应标记法：聚合酶链反应的另一个重要用途就是以少量的起始模板制备高比活性的 DNA 探针。在 PCR 反应体系中加入［α-^{32}P］dNTP 或其他标记的 dNTP，通过 PCR 扩增，可在短时间内合成大量标记的 DNA 探针，而且标记物的掺入率可高达 70%～80%。因此，PCR 标记技术特别适用于大规模制备和非放射性标记。

（5）反转录酶标记 cDNA 探针：反转录酶可以用于 cDNA 探针的制备，制备的同时可以对其进行标记。以 mRNA 为模板，以 oligo（dT）、随机引物或特异性单核苷酸为引物，在底物（dNTP）中掺入 ^{32}P 标记的 dNTP，在反转录酶的作用下即可以合成标记的 cDNA 探针。

（6）RNA 聚合酶标记 RNA 探针：通过 RNA 聚合酶体外转录的方法可以制备 RNA 探针（图 8-5）。利用该方法合成 RNA 探针效率高，所得的探针大小均一，比活性较高，与 DNA 探针相比，相同比活性的 RNA 探针能产生更强的信号。适合于 DNA 印迹法和细胞原位杂交。标记 RNA 探针时，作为模板的质粒 DNA 一定要完全线性化，因为少量的环形 DNA 会导致多聚转录物的形成，从而降低产率。

（7）单核苷酸链探针的标记：对于单核苷酸链探针的标记，除了可以在合成以后通过探针末端标记法对其 3′或 5′末端进行标记，还可以在单核苷酸合成过程中，通过加入特定标记的核苷酸来完成。该法可同时适合于放射性和非放射性标记物的标记。

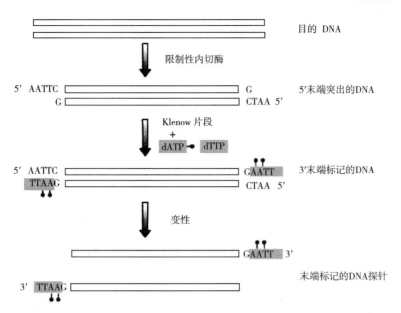

图 8-4 Klenow 片段标记核酸探针 3′末端

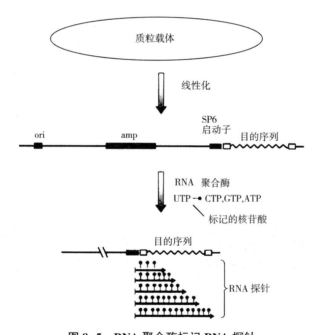

图 8-5 RNA 聚合酶标记 RNA 探针

三、核酸探针的纯化

核酸探针标记反应结束后，反应液中存在的未掺入的游离 dNTP、酶、无机离子以及质粒 DNA 等物质必须去除，否则会干扰后续的杂交反应。常用的核酸探针纯化方法主要有乙醇沉淀法、凝胶过滤色谱法、反相色谱法等。

（赵　珺）

第三节　核酸探针信号的检测

一、放射性核素探针的信号检测

根据放射性核素能够产生射线的原理，通常可以采用放射自显影技术或液体闪烁计数法对核酸探针的信号进行检测。前者是利用放射性核素探针发出的射线在 X 线底片上成影的作用来检测杂交信号。该方法比较简单，只需将杂交膜与 X 线底片在暗盒中曝光数小时或数日（视放射性强弱而定），再显影、定影即可。后者的原理是当粒子射到某种闪烁体（如甲苯、二甲苯等）上时，闪烁体会产生荧光，通过收集和检测荧光信号即可以检测核酸探针的信号。其他用于放射性核素检测的方法还有 Geiger-Müller 计数管法、固体闪烁计数器法等。

二、非放射性探针的信号检测

1. 直接检测探针信号

直接法主要用于酶或荧光素直接标记的核酸探针的信号检测。由于可检测的标记分子与核酸探针直接结合，杂交反应后可以立刻观测结果。对于酶直接标记的探针可通过直接显色检测，即在杂交后通过酶促反应使酶的作用底物形成有色产物。根据标记探针所用酶的不同，所用的显色体系也不同。常用的显色体系有碱性磷酸酶（ALP）显色体系和辣根过氧化物酶（HRP）显色体系。对于荧光素直接标记的核酸探针可在杂交后通过激发光照射发出荧光后，与 X 线胶片在暗室曝光、显影检测。也可以通过荧光显微镜观察，主要用于荧光原位杂交。

2. 间接检测探针信号

对于其他非放射性标记物（如生物素、地高辛等）标记的核酸探针必须通过 2 步反应才能完成信号的检测：第 1 步是偶联反应，即将非放射性标记物与可检测系统偶联；第 2 步是显色反应，其原理与上述直接法相同。

（1）偶联反应：生物素和地高辛等大多数非放射性标记物都是半抗原，可以通过抗原—抗体免疫反应体系与显色体系偶联起来。另外，生物素还是亲和素的配体，可以通过生物素—亲和素反应体系与显色体系偶联。根据参与反应的成分及反应原理的不同，偶联反应可分为直接法、直接亲和法、间接免疫法、间接亲和法和间接免疫亲和法等几类（图 8-6）。

（2）显色反应：通过上述的偶联反应，显色物质（如酶、荧光素等）得以直接或间接地连接在核酸探针上。通过对显色物质进行检测即可得到杂交信号。如果直接或间接偶联的显色物质是荧光物质（如异硫氰酸荧光素、罗丹明等），则可以在特定波长下观察和检测荧光信号。针对偶联的酶类，如辣根过氧化物酶或碱性磷酸酶，一种方法是通过酶促显色法检测，即酶促反应使底物变成有色产物。另一种方法是采用化学发光法检测，即在化学反应过程中伴随的发光反应。目前应用最为广泛的是辣根过氧化物酶催化鲁米诺伴随的发光反应。其原理是在过氧化氢存在的条件下，辣根过氧化物酶催化鲁米诺发生氧化反应，使其达到激发态，当从激发态返回至基态时，可以发出波长为 425 nm 的光。

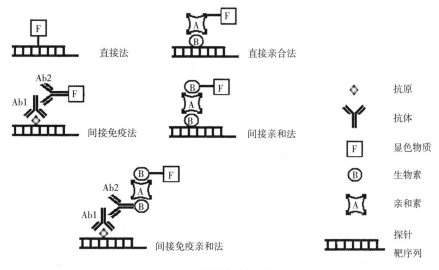

图 8-6 非放射性核酸探针偶联反应

（武丹彤）

第四节 分子杂交技术的分类与应用

按照杂交环境的不同，核酸分子杂交可分为固相分子杂交和液相分子杂交 2 种类型。固相分子杂交是指参加反应的一条核酸链被固定在固体支持物上，而另一条核酸链游离在反应溶液中。固相杂交中常用的固体支持物有尼龙膜、硝酸纤维素薄膜、磁珠、乳胶颗粒等。液相杂交是指所参加反应的两条核酸链都游离在溶液中。与液相杂交相比，固相杂交后的游离核酸容易被漂洗去除，膜上留下的杂交物容易检测，而且操作简便，误差较低。因此固相杂交技术的应用更为普遍。

一、滤膜分子杂交

根据杂交时核酸的位置是否被改变，可将固相杂交分为滤膜杂交和原位杂交 2 种。滤膜杂交是指从细胞中分离出核酸片段，转移并固定到固相支持物（滤膜）上，然后用标记的探针与结合在固相支持物上的核酸片段进行杂交。滤膜杂交又包括 DNA 印迹法、RNA 印迹法、斑点杂交、狭缝杂交等。

1. DNA 印迹法

DNA 印迹法，即 Southern 印迹法，是将电泳分离的待测 DNA 片段转移并固定在固相载体上，与标记的核酸探针进行杂交，在与探针有同源序列的位置上显示杂交信号的一种方法。该技术最初于 1975 年由 E. M. Southern 发明并因此而得名。主要包括核酸样本的制备、琼脂糖凝胶电泳、变性、印迹、杂交、结果检测等步骤。Southern 印迹法可以用于基因组中特定基因的定性和定量分析、基因酶切图谱分析及其在染色体中的定位、基因突变分析、限制性片段长度多态性的分析等。

2. RNA 印迹法

RNA 印迹法是一种将 RNA 从琼脂糖凝胶转移到硝酸纤维素膜上进行分子杂交的方法，

其原理与 DNA 印迹法基本相同：将从细胞中提取的 RNA 样品进行琼脂糖凝胶电泳，然后转移到固相载体上，再用探针杂交检测同源性序列。RNA 印迹法与 DNA 印迹法具有以下不同点。

（1）检测样品不同：RNA 印迹法检测的是总 RNA 或 mRNA，而 DNA 印迹法检测的是 DNA。

（2）变性剂不同：由于 DNA 印迹法中使用的 DNA 变性剂 NaOH 可以水解 RNA 的 2-羟基基团，因此 RNA 印迹法使用甲基氧化汞、乙二醛或甲醛作为 RNA 的变性剂。

（3）样品处理不同：RNA 电泳前需要加热变性，电泳时加变性剂保持变性状态，转膜前不需变性和中和处理；而 DNA 电泳前和电泳中不需要变性，只需在转膜前进行碱变性及中和处理。

（4）RNA 电泳时，凝胶中不能加溴化乙啶（EB），因为 EB 会影响 RNA 与硝酸纤维素膜的结合。

3. 斑点杂交与狭缝杂交

将 RNA 或 DNA 变性后直接点样或采用狭缝点样器加样于硝酸纤维素膜或尼龙膜上，再采用特异性的核酸探针进行杂交的方法称为斑点杂交或狭缝杂交。斑点杂交和狭缝杂交都是将被检标本直接点在膜上进行杂交，不需电泳和转膜过程。二者的区别只是点样方式和点样后样品的形状的不同。这两种杂交方法操作过程简便、快速。但无法判断核酸片段的大小，也无法判断样品溶液中是否存在多种不同的靶序列，因此斑点杂交和狭缝杂交多用作核酸定性或半定量分析以及杂交条件的摸索。

二、原位杂交

原位杂交（ISH）是一种将核酸分子杂交技术与组织细胞化学和免疫组织化学结合起来的杂交方法，可以在不改变核酸位置的情况下直接在"原位"进行分子杂交。因此，原位杂交可以在保持细胞形态的条件下检测细胞内 DNA 或 RNA 的定位。这一技术从分子水平上，为研究细胞内基因表达及基因调控提供了有效的方法。

原位杂交技术的基本步骤如下。

1. 杂交前处理

其目的是为了保持细胞形态结构，最大限度地保存细胞内 DNA 或 RNA；增加组织或细胞的通透性和探针的穿透性，使探针易于进入细胞或组织，降低背景染色。

2. 杂交

探针与细胞中的靶序列特异性的结合。

3. 杂交后处理

用一系列不同浓度、不同温度的盐溶液进行漂洗，减少背景。

4. 检测

根据核酸探针标记物的不同，可进行放射自显影或酶促显色。在显微镜或电子显微镜下可对待测核酸进行细胞内定位。对于细胞或组织切片，还可进行半定量的测定。

与滤膜杂交技术相比，原位杂交技术具有其独特的优点和应用范围。原位杂交能在成分复杂的组织中对单一细胞进行研究，不受同一组织中其他成分的影响，因此对于那些细胞数量少且散在于其他组织中的细胞内 DNA 或 RNA 的研究更为方便。原位杂交不需要从组织中提取核酸，有利于检测组织中含量极低的靶序列，并可完整地保持组织和细胞的形态，更能准确地反应出组织细胞的相互关系及功能状态。原位杂交可以检测组织细胞中特定基因的定位和表达水平；可精确定位特定核苷酸序列在染色体上的位置；可用特异性的微生物核酸序列作为探针检测细菌或病毒感染并定位等。原位杂交技术已广泛应用于基础研究（如基因组图、转基因检测、基因表达定位等）和临床研究（如细胞遗传学、产前诊断、肿瘤和传染性疾病的诊断等）。

原位杂交又可以分为菌落原位杂交和组织原位杂交。

菌落原位杂交是一种将细菌从培养板转移到硝酸纤维素滤膜上，裂解细菌释放 DNA 后进行分子杂交的方法。根据硝酸纤维素膜上的杂交信号，可在平板上找出对应的阳性杂交菌落。该方法的基本步骤如下。

（1）影印：将硝酸纤维素滤膜轻轻铺在长有单个菌落的培养板上，将菌落影印到膜上，并保持膜和板上菌落位置相同。

（2）裂解：用 10% SDS 将影印在硝酸纤维膜上的菌落裂解，释放细菌 DNA。

（3）变性和中和：用含 NaOH 的变性液浸湿滤膜，使膜上的 DNA 变性成单链，然后用中和液中和。

（4）干燥：滤膜经洗涤后，高温干燥固定。

（5）杂交：加入探针，使之与膜上的 DNA 杂交，清洗去除膜上未杂交的游离探针。

（6）检测：根据探针种类选择相应的方法检测。菌落原位杂交可以用于基因重组后阳性菌落的筛选。

组织原位杂交是指组织或细胞的原位杂交，最为常用，常简称为原位杂交。组织原位杂交与菌落的原位杂交的重要区别是：菌落原位杂交需要先裂解细菌释出 DNA，然后进行杂交；而组织原位杂交是先对细胞或组织进行适当处理，使细胞通透性增加，然后加入探针，探针进入细胞内与靶序列进行杂交。因此，组织原位杂交可以确定探针的互补序列在胞内的空间定位，这一点具有重要的生物学和病理学意义。

利用荧光信号对原位杂交样本进行检测的技术称为荧光原位杂交技术（FISH）。它通过荧光物质标记的 DNA 探针与待测样本的 DNA 进行原位杂交，在荧光显微镜下对荧光信号进行辨别和计数，从而对染色体、基因异常的细胞和组织进行检测和诊断。

FISH 是原位杂交技术的一个重要分支，它将荧光信号的高灵敏度和直观性与原位杂交技术的高准确性结合为一体，具有很多优点：特异性好、定位准确；灵敏度高，与放射性探针相当；经济、安全、探针稳定；试验周期短，能迅速得到结果，可以满足临床需要；多色 FISH 还可以在同一个细胞中同时检测多种序列。因此，FISH 在临床诊断及科研工作中的应用非常广泛。

FISH 可用于检测各种细胞标本，包括全血、成纤维细胞、骨髓细胞、羊水细胞、绒毛膜细胞、口腔细胞涂片、精细胞和子宫颈细胞等。在临床中具有广泛的用途，主要包括遗传性疾病和产前/置入前诊断、肿瘤的检测和预后、感染性疾病诊断等。

三、液相分子杂交

液相分子杂交是指核酸探针与待测核酸分子游离在溶液中进行杂交，通过层析或电泳除去未结合的探针或者通过羟基磷灰石、磁珠或其他的亲和方法捕获探针—靶杂交体，然后对杂交信号进行检测。液相分子杂交是在溶液中进行，操作简便，因此容易实现自动化。但是去除过量的未杂交探针比较困难，同源与异源的 DNA 分子在杂交过程中可发生竞争，使得杂交结果分析变得困难。常见的液相核酸分子杂交方法包括发光法、夹心法、吸附法、复性速率法等。

（熊涵锦）

第九章

放射免疫技术

放射免疫技术以放射性同位素为基本特征，用放射性同位素标记抗原或抗体分子，通过测定放射性强度评估抗原—抗体反应的强度，从而实现对待测物质的定量（或定性）分析。放射免疫技术将放射性同位素的高灵敏性检测与抗原—抗体反应的高特异性融为一体，赋予放射免疫技术较高的分析敏感性和分析特异性。放射免疫技术开创了医学检验领域血清超微量物质定量分析的新纪元，并为随后建立的酶免疫分析、化学发光免疫分析等方法奠定了理论和实践基础。目前，随着各种发光免疫分析的普及，放射免疫技术已逐渐被现代免疫技术取代。但是，认真学习和理解放射免疫技术的理论知识，对学习和掌握酶免疫分析、发光免疫分析具有重要的理论指导意义。

根据分析原理不同，标记免疫分析模式可分为竞争性免疫分析和非竞争性免疫分析两种模式。放射免疫分析是竞争性免疫分析的典型案例，免疫放射分析则是非竞争性免疫分析的典型案例。本章将重点介绍放射免疫分析方法和免疫放射分析方法。同时，非均相免疫分析是重要的标记免疫分析类型，固相吸附分离方法是分离结合标记物和游离标记物的重要方法。而固相吸附分离法是免疫放射分析最先提出并建立的，且此方法被酶免疫分析和化学发光免疫分析所继承和发展。

第一节　放射性核素与放射性标记物

早在 20 世纪初，抗原与抗体结合具有特异性，赋予了免疫化学分析方法的特异性。但是，如何在特异性基础上提高分析方法的敏感度一直是亟待解决的重要问题。放射性免疫技术以"放射性核素"作为示踪物质，能够显著提高免疫分析方法的敏感度，其中如何选择放射性核素以及如何制备放射性抗原或抗体，则是建立放射免疫技术的首要问题。

一、放射性核素

放射性核素是指原子系数相同而质量数不同的核素，它们在元素周期表中占同一位置。放射性核素是指在自然条件下可发生自发性的转化，由一种核素转变为另一种核素，并同时释放出射线，此种转变过程称为放射性衰变。放射性衰变是不稳定性原子核在趋向稳定过程中发生的自发性核变化，结果会释放一定能量的粒子或某种射线。依据衰变方式不同，放射性衰变可分为 α 衰变、β 衰变、γ 衰变 3 类。用于放射免疫技术的主要是 γ 衰变，采用 γ 计数仪器进行测定，而放射性核素碘为放射免疫标记的常用示踪物质。

二、放射性核素"碘"

放射免疫技术中常采用^{125}I和^{131}I作为示踪物质，最常用的是^{125}I。主要原因包括：①标记方法简单，容易获得高放射性比活度的标记结合物；②在衰变过程中发射γ射线，容易测量且测量效率高；③半衰期（60日）适中，兼顾标记结合物既有一定使用期，且检测产生的废弃物比较容易处理。当然，^{125}I也存在一些不足，如标记过程中因用"I"取代"H"，会改变原物质的化学结构，有可能影响抗原物质的免疫活性；比较容易发生辐射损伤而使标记抗原变性；标记结合物只能使用6~8周，对商品化的诊断试剂而言，货架期（有效期）较短等。放射性核素^{125}I在衰变过程中，释放γ射线，采用γ闪烁计数器进行测量。

三、放射性标记物

将放射性核素^{125}I标记在抗原或抗体分子上，称为放射性核素标记结合物，简称放射性标记物。

（一）抗原或抗体

用于放射性碘标记的抗原应该是高纯度的蛋白或多肽，蛋白质抗原可直接进行标记，小分子半抗原（如甾体激素和药物分子），需要进行必要的修饰才能用于放射性碘标记。当然，对于蛋白质或多肽类抗原，可来自天然提取物，也可采用重组蛋白或多肽，有时也可采用人工合成肽段。但是，无论采用何种来源的抗原分子，需保证与待测标本中的抗原分子在结合已知抗体能力方面具有相同亲和性，此时才能在竞争性免疫分析检测中，两者具有相同的竞争能力。

用于放射性碘标记的抗体应选用高亲和力和高效价的抗体。人工制备的抗体包括多克隆抗体、单克隆抗体和基因工程抗体。在体外诊断试剂领域，一般使用多克隆抗体和单克隆抗体，两者分别具有各自优势，视情况选择使用。针对多克隆抗体而言，高亲和性是其最大优点，而选择特异性强、保证批间一致性才是问题关键；针对单克隆抗体而言，特异性和均一性是其最大优点，而选择高亲和性的才是问题关键，必要时需要考虑是否同时使用两种以上单克隆抗体来保证足够的亲和力。总之，要获得高质量的放射性标记抗体，抗体质量至关重要。

（二）制备方法

制备放射性标记物常用的方法包括放射性核素交换法、化学合成法、生物合成法以及热原子反冲法。不同抗原分子差别较大，需选择不同标记方法；抗体分子性质为丙种球蛋白，标记方法相同。放射性碘标记蛋白质（丙种球蛋白）或多肽的基本原理是将离子碘氧化成单质碘，单质碘与蛋白质或多肽分子中的酪氨酸、组氨酸或色氨酸残基上的苯环或咪唑环反应，取代上面的氢后形成放射性碘标记化合物。针对放射性核素^{125}I而言，常采用氯胺-T法制备放射性标记物。

1. 标记原理

氯胺-T（ch-T）化学名称为N-氯代对甲苯磺酰胺钠盐，是一种较温和的氧化剂，在水溶液中水解产生次氯酸，次氯酸可使"阴离子碘"氧化成"碘分子（单质碘）"；单质碘可替换蛋白质抗原（或抗体）分子内酪氨酸等残基芳香环上的氢原子，从而形成放射性碘标记化合物。替换后，体系中加入还原剂偏重亚硫酸钠溶液可中止反应。

2. 注意事项

要获得高质量放射性标记物，需注意以下问题：①氯胺-T遇水、空气或见光均不稳定，需临用前新鲜配制；用量不宜过多，略高于理论值，最好通过预试验确定；终止溶液偏重亚硫酸钠用量需与氯胺-T摩尔数相等；②酸碱度（pH）：对于蛋白质的标记反应，最佳pH可为7~8（通过预试验确定），常用0.2 M~0.5 M的磷酸盐缓冲溶液；③选用新鲜、比活性高，不含还原剂的放射性碘，其放射浓度为1.85~37 GBq/mL；④体积不宜过大，一般为100~300 mL；室温条件作用0.5~1.0分钟即可，时间延长会影响抗原或抗体活性。

此外，甾体类化合物、环核苷酸、前列腺素等缺乏碘标记基团，需采用间接标记方法。预先将放射性碘用氯胺-T法标记在一个带有可与待标记物交联的活性基团，如N-羟基琥珀酰亚胺酯（-NHS）载体上，获得一种放射性碘化酯（已有商品化试剂）；再将放射性碘化酯与待标记物混合反应，两者反应结束后，放射性碘化酯的功能基团即与待标记物上的氨基酸残基反应，从而使待标记物被碘化。

（三）纯化

标记反应后形成的标记物不能直接使用，需去除游离放射性碘和其他杂质。游离放射性碘和放射性碘—标记抗体（抗原）分子大小相差悬殊，采用凝胶层析分子筛原理可分离获得放射性标记抗体（抗原）。

以葡聚糖凝胶柱层析分离纯化^{125}I标记物为例：标记后待分离混合液上柱，用适当的洗脱液进行洗脱，洗脱速度0.5 mL/min，定量逐管收集洗脱溶液（所有收集管事先用牛血清白蛋白处理，以减少管壁对标记物吸附造成损失），并用γ计数仪测定每管的放射性强度。以管的序号为横坐标，以各收集管的计数率为纵坐标，获得洗脱曲线。第一个洗脱峰（主峰）为放射性标记抗体（抗原），第二个洗脱峰（次峰）为游离放射性碘。

此外，放射性标记物因长期储存后可因脱碘和自身辐射造成蛋白质破坏而形成片段，同样可采用上述方法对标记物重新进行纯化。

四、放射性标记物性能参数

放射性标记物的鉴定包括放射化学纯度、放射性比活性和免疫活性3个参数。

（一）放射化学纯度

放射化学纯度指结合在抗原（或抗体）上的放射活性占该标记物总放射活性的百分比。因只有结合在抗原（或抗体）上的部分才是直接参与抗原抗体反应的部分，所以放射化学纯度一般要求大于95%。一般情况下，抗原或抗体的化学纯度、标记后纯化效果、储存过程中脱碘均会影响放射化学纯度。测定放射化学纯度常用凝胶层析（或纸层析）技术将待测放射性标记物分离，分别测定各组分放射性强度，再按下式计算。

放射化学纯度（%）= 特定组分的放射强度/所用各组分总放射强度之和×100%

特定组分指放射性标记抗原（或抗体）为主洗脱峰。

此外，因标记物在储存过程中放射性碘脱落，此时，可用放射化学纯度评价脱碘的严重程度，确定放射性标记物是否可以继续使用。

（二）放射性比活度

放射性比活度或比放射性，是指单位质量的放射性标记物所含的放射性强度，也可理解为单一抗原（或抗体）分子平均所结合放射性原子数目，常用 Ci/g 或 Ci/mmol 等表示。放射性比活度可直接影响竞争性分析（放射免疫分析）的分析敏感度。理论和实践都证明，已知的放射性抗原浓度与待测样品中待测抗原的浓度保持同一水平时，分析系统获得最佳信号—浓度函数关系。此时，如标记抗原的放射性比活度越高，所用的标记抗原分子越少，能检测的待测抗原分子浓度越低，分析敏感度越高。

然而，要获得高放射性比活度，就需要在被标记的抗原分子上结合较多的放射性核素。但是，放射性比活度过高，即在被标记的抗原分子上结合更多的放射性核素时，常因为辐射作用损伤被标记的抗原分子，影响抗原的免疫活性。同时，标记过度的放射性标记物也会脱落。因此，标记抗原的放射性比活度要适当。一般认为标记抗原的放射性比活度为 50 ~ 150 μCi/μg 较为适合。

测定放射性比活度的方法如下。

1. 直接计算法

将经过纯化后的放射性标记物配成合适的溶液，测定其放射性活性（μCi/mL）及抗原含量（μg/mL），从而计算出放射性比活度。前者采用计数器测定，再换算成 dps（1 μCi = 3 700dps），后者采用紫外分光光度法测定蛋白含量。

$$放射性比活度 = \frac{[放射性浓度]}{[蛋白浓度]} 或 \frac{[总计数（epm）]}{[总蛋白量]}$$

此外，放射性比活度也可通过放射性碘的利用率计算，具体方法是按下面公式先计算利用率，再计算放射性比活度。

$$放射性碘利用率 = （标记物总放射性/投入的总放射性）\times 100\%$$
$$放射性比活度 = 投入的总放射性 \times 利用率/被标记物蛋白总量$$

2. 自身置换计算法

通过比较标记抗原与标准品抗原的免疫活性来测定纯化后标记物的放射性比活度。以标记抗原为例，先作一条常规放射免疫分析标准曲线，分析体系包括定量放射性标记抗原、不同浓度的标准品抗原、限量抗体。放射标记抗原与抗体的结合率（B/T）随标准抗原的增加而竞争抑制性减少（曲线 a）。同时再做一条标记抗原自身置换曲线，分析体系仅含限量抗体和不同剂量的标记抗原；标记抗原的结合率随着标记抗原量的减少而减少（曲线 b），即自身置换。在半对数坐标纸上，以 B/T 百分比为纵坐标，分别以标准品抗原浓度（ng/mL 或 nmol/mL）和标记抗原的放射活性（cpm/mL）为横坐标，绘制剂量—反应曲线。若标记抗原与标准品抗原具有相同的免疫活性，标准曲线和置换曲线应平行。在相同的放射性结合参数（B/T）水平上，标准抗原和标记抗原所对应的物质浓度完全相同，由此可分别从横坐标分别获得标记抗原的含量（ng/mL）和相应的放射性剂量（cpm/mL），即可计算出该标记物的放射性比活度。

（三）免疫活性

免疫活性指与抗原或抗体反应的能力，反映标记过程中被标记物免疫活性受损情况。如其免疫活性改变，则意味着标记抗原与非标记抗原对同一抗体的反应不同。因而，也就失去了支持放射免疫分析的基础。

测定放射性标记抗原免疫活性时，先用少量标记物与过量抗体反应，测定与抗体结合部分（B）的放射活性，并计算与加入的标记物总放射活性（T）的百分比（B/T）。一般情况下 B/T 应在 80%以上，可认为放射性标记抗原正常。

（林素辉）

第二节 放射免疫分析方法

20 世纪 50 年代，许多激素包括胰岛素、甲状腺素、甲状旁腺素和促肾上腺皮质激素已被发现并具有了广泛的临床应用，但由于这些物质在体内含量极低，而对这些物质在体内浓度的精确测定成为科学界的重大挑战，也成为进一步揭示这些激素生理功能及作用机制的障碍之一。1950 年 7 月，一名擅长放射性核素工作的学者 R. Yalow 与一名毕业于纽约大学医学院的临床医生 S. Berson 合作致力于放射标记免疫分析方法的研究，于 1959 年建立并报道放射免疫分析技术，将放射性核素检测的高敏感性与抗原—抗体结合的高特异性完美结合，有效解决了体内激素准确定量分析的世界性难题，引发内分泌学及其相关领域的一场革命。同时，也正是由于这项技术发明，R. Yalow 于 1977 年分享诺贝尔生理学或医学奖，遗憾的是 S. Berson 因意外早逝，无缘分享这份荣誉，但 R. Yalow 在获奖词中对其合作伙伴 S. Berson 的贡献给予极高评价。

一、分析原理

放射免疫分析（RIA）就分析模式而言，属于竞争性免疫分析，基于放射性标记抗原和待测抗原对同一抗体具有相同亲和力，在限量抗体的情况下，两种抗原与抗体发生竞争性结合，再检测标记抗原—抗体复合物的放射性信号强度，通过标准曲线或数学函数计算标本中待测物质的含量。如标记抗原用"※Ag"表示，待测抗原（Ag）和标记抗原（※Ag）与特异性抗体（Ab）的竞争性结合反应式如下。

$$^{*}Ag+Ag+Ab \rightleftharpoons {^{*}AgAb}+AgAb$$
$$\qquad\qquad [F] \qquad\qquad\qquad [B]$$

一般而言，分析体系中已知抗体分子的总结合位点数量需大于待检抗原或标记抗原各自所需的结合位点数量，但小于待测抗原和标记抗原所需结合位点数量的总和。如标本中无待检抗原，已知抗体全部与标记抗原结合，并存在游离标记抗原和已知抗体；当标本中含有待检抗原时，待检抗原与已知抗体结合，致使标记抗原与已知抗体结合受到抑制，抑制程度与待测抗原含量成正比；换言之，待测抗原含量与最终测量的结合标记物的放射性强度成反比。此时，如用一系列已知抗原含量的溶液作为"标准品"，分别与定量标记抗原和限量抗体反应，即可获得一条剂量（抗原含量）—反应（放射性强度）曲线，也可称为"标准曲线"；将未知抗原含量的待测标本进行同样操作，测定结合标记物（※AgAb）的放射性强度，再通过上述标准曲线（或数学函数）可获得标本中待测抗原的浓度。

放射免疫分析属于竞争性免疫分析，通过测定放射性标记抗原与特异性抗体结合强度（结合标记物放射性信号强度），间接反映待测抗原含量。因此，待测抗原含量与结合型标记物放射性信号强度成反比，如以放射性强度或结合率为纵坐标（Y 轴），标准品抗原浓度为横坐标（X轴）。

放射免疫分析的主要试剂包括放射性标记抗原溶液、特异性抗体溶液、系列标准品抗原和分离剂溶液，标准品用于绘制标准曲线或获得数学函数，分离剂用于分离结合标记物和游离标记物。

放射免疫分析的操作流程包括：准备试剂和待检标本，待检标本与试剂混合温浴，即抗原—抗体反应，分离获得结合标记物，测定结合标记物的放射性强度，数据处理，绘制标准曲线并计算待检标本抗原含量。

二、抗原—抗体反应

抗原—抗体反应是进行放射免疫分析的重要环节，指将标准品抗原或待测标本、放射性标记抗原和特异性抗体加入塑料小试管中，并在一定条件（温度、时间及酸碱度）下所进行的竞争性结合反应。

（1）放射性标记抗原和标本中待检抗原与已知抗体具有相同结合能力，换言之，放射性标记抗原和标本中的待检抗原需同质或同源，也就是用于放射性标记的抗原以天然提取蛋白最佳，如采用重组蛋白作为放射性标记抗原的原料，需经试验证明重组抗原与天然抗原具有相同或相似的竞争能力。

（2）竞争性分析的方式分平衡法和非平衡法。平衡法是将标记抗原、待测抗原同时加入含有特异性抗体的检测体系中，标记抗原和待测抗原同时与特异性抗体发生特异性结合。非平衡法也称顺序饱和法，是将待测抗原优先加入含有特异性抗体的检测体系中，让待测抗原优先与特异性抗体结合并达到平衡；然后，再向检测体系中加入标记抗原，标记抗原与剩余的特异性抗体结合并至平衡。

（3）温度和时间可依据待检抗原的理化性质和所用抗体的亲和力等因素进行选择。若待检抗原性质稳定且含量高，抗体的亲和力较高，温浴时间可较短（数小时），温度可选择25 ℃或37 ℃；若待检抗原的性质不稳定（如小分子肽）或含量甚微，或抗体的亲和力较低，则应选择低温（4~8 ℃）、长时间（20~24 小时）反应条件。

（4）欲获得理想的标准曲线，分析体系中特异性抗体和标记抗原的用量非常重要，两者的最佳浓度需根据临床所需待检抗原的检测范围经过棋盘滴定试验最终确定。

三、液相分离技术

放射免疫分析体系中待检抗原、放射性标记抗原和已知抗体完全分散于液相中并呈天然构象结构，抗原—抗体容易相遇并结合形成免疫复合物，有利于迅速达到平衡。但是，在液相中竞争性反应达到平衡后形成的抗原—抗体复合物并不发生沉淀。此时，结合标记物和游离标记物均带有放射活性，且均分布于液相中。只有将结合标记物部分（B）和游离标记物部分（F）分离，并测定结合标记物的放射性强度，才能获得标准品抗原含量与结合标记物放射性强度之间的数学函数关系。因此，分离结合标记物和游离标记物也是放射免疫分析的重要环节，分离效果将直接影响测定结果的准确性和重复性。较理想的分离方法需具备：①分离彻底、迅速，适合批量操作；②分离过程不影响反应平衡；③分离效果不受反应介质干扰；④操作简便，重复性好；⑤成本低等。

1. 聚乙二醇法

聚乙二醇（PEG）可以破坏蛋白质水化膜，选择性沉淀抗原—抗体大分子复合物，而小分子游离标记抗原则不会发生沉淀。抗原—抗体反应后，加入聚乙二醇溶液经离心后小心弃上清，所得沉淀为免疫复合物；测定沉淀物放射性强度即代表结合标记物的含量。一般选用分子量 6 000D 聚乙二醇，终浓度为 7%~9%，pH 为 6~9，可取得较好的分离效果。

聚乙二醇沉淀法是放射免疫分析经典的分离方法。此方法具备分离完全且经济方便的优点；缺点是非特异沉淀率较高，以及受温度、酸碱度、离子强度等影响较大。

2. 双抗体法

双抗体分离法是以第二抗体（Ab2）溶液作为分离剂。第二抗体是一种抗抗体，即以第一抗体（针对待检抗原的特异性抗体）动物源性免疫球蛋白（IgG）作为免疫原，经免疫动物获得免疫血清（多克隆抗体）。如第一抗体属于单克隆抗体（鼠源性），则第二抗体可以是用鼠 IgG 免疫山羊后制备的羊抗鼠 IgG 抗体；如第一抗体是用家兔制备的多克隆抗体（兔源性），则第二抗体可以使用家兔 IgG 免疫驴后获得的驴抗兔 IgG 抗体。

双抗体法的分离原理是第二抗体与第一抗体结合后，促使与第一抗体结合的复合物发生沉淀，但未结合第一抗体的游离标记抗原不能发生沉淀。经离心后小心倾倒上清溶液，测定沉淀物的放射活性即代表结合标记物的含量。但是，由于分析中第一抗体用量很少，不易形成沉淀，此时需加入一定量的与第一抗体同源动物的 IgG（非免疫血清），便可提高分离效果。此外，因第二抗体是通用溶液，用量较大，一般采用较大动物作为宿主来制备抗体，如驴和山羊为常用动物。

双抗体法的优点是分离的特异性强，重复性好，非特异结合少；缺点是第二抗体与第一抗体反应需要较长时间，第二抗体的用量较大会增加检测成本等。

3. 双抗体-PEG 法

双抗体-PEG 法是广泛应用的方法，指分离剂中同时包含聚乙二醇和第二抗体。此方法融合双抗体法和 PEG 法各自的优点，既保持了第二抗体法的特异沉淀作用，又保持了 PEG 法快速沉淀的优点。同时，减少第二抗体的用量可节省成本，因减少 PEG 的用量（2%~4%）则可减少非特异性沉淀。

无论采用何种方法进行分离，最终需要水平离心，上清部分含有游离标记物，沉淀部分含有结合标记物，小心弃掉上清溶液并倒置试管控干，沉淀部分用于测定放射性强度。

四、放射性测量

一般情况下，放射免疫分析需测定结合标记物（沉淀部分）的放射性强度。如采用放射性核素 ^{125}I 作为示踪物，^{125}I 释放 γ 射线，使用晶体闪烁计数仪进行测量，探测器输出的计数单位是每分钟脉冲数。

五、数据处理

放射免疫分析可测到的数据有标记物的总放射强度、标准品（含零标准管）和待测标本的沉淀部分（结合标记物）的放射强度（B）或上清部分（游离标记物）的放射强度（F）。为观察分析系统的非特异性结合情况，需单设非特异性结合管，操作与零标准管相同，但不加入特异性抗体（用零标准品溶液补足体积）。采用标准管抗原浓度和对应的放射性强度绘制标准曲线或建立数学函数关系。以标准品抗原的浓度值为横坐标，并作对数转换（以 10 为底），以各标准管测量的（B-NSB）／（B0-NSB）×100 为纵坐标，采用 Logistic 曲线（四参数）拟合获得标准曲线，其中 B0 为不含抗原（零）标准管的测定值。同样，利用测定数据经数据拟合模型软件的数据处理也获得一个"数学函数"，并通过此函数自动计算待测标本中抗原的含量。

（徐建文）

第三节　免疫放射分析方法

免疫放射分析方法于 1968 年由 Miles 和 Hales 提出，此分析方法的特征是用放射性核素标记抗体，待测抗原和过量标记抗体发生非竞争性免疫反应，采用固相免疫吸附方式分离结合标记物（B）和游离标记物（F）。因免疫放射分析用放射性核素为标记物，为了与放射免疫分析相区别，发明者将其称为"免疫放射分析"，英文缩写用"IRMA"表示。需要说明，此种命名方式只存在于放射免疫分析技术中，随后建立的标记免疫分析无论是标记抗原还是标记抗体，均是以"标记物+免疫分析"规则命名，如酶免疫分析、发光免疫分析等。随后，于 1971 年 Addison 采用固相技术建立双位点（或双抗体夹心法）免疫放射分析方法，广泛应用于大分子抗原定量分析，特别是单克隆抗体制备技术推广，以及固相材料的改进，极大地促进了免疫放射分析的广泛应用。

一、分析原理

免疫放射分析分为直接法和双抗体夹心法，前者也称为单位点免疫放射分析，常用于小分子抗原检测，后者也称为双位点免疫放射分析，常用于测定大分子抗原物质。

1. 单位点免疫放射分析

单位点放射免疫分析是初期的免疫放射分析方法，于 1968 年由 Miles 和 Hales 创建。采用放射性核素标记特异性抗体，首先将过量的标记抗体与标本中待检抗原置于液相中，待检抗原与标记抗体形成待检抗原—标记抗体复合物，此时，再加上用已知抗原致敏（包被）的固相载体，并与分析体系中剩余的标记抗体结合；去除固相表面的已知抗原—标记抗体复合物，即分离获得液相中待检抗原—标记抗原复合物（结合标记物），随后测定其放射性强度，与待检抗原含量成正比。

2. 双抗体夹心免疫放射分析

此方法于 1971 年由 Addison 创建。通常大分子抗原往往具备多种抗原表位（抗原决定基），其特异性是由整个抗原分子多种抗原表位综合决定的。针对具有多种抗原表位的复杂抗原，采用杂交瘤技术可以制备多种此抗原特异性的单克隆抗体（每种单克隆抗体针对单—抗原表位）。采用双抗体夹心法的前提条件，首先选择一对单克隆抗体，它们分别针对同一抗原的不同抗原表位。其中一种单克隆抗体作为捕获抗体，与固相载体连接，并保留抗体活性；另一种单克隆抗体标记放射性核素，制备成标记抗体。测定时先让标本中待测抗原与固相材料表面的捕获抗体（过量）结合，并于固相载体表面形成固相抗体—抗原复合物，而未参与反应的组分则分布于液相中；弃掉液相溶液并经洗涤可除去未结合物质；再加入过量标记抗体，经温浴后标记抗体与待检抗原结合并形成捕获抗体—抗原—标记抗体双抗体夹心复合物，而剩余的标记抗体分布于液相中，倾倒液体并洗涤即可去除游离标记抗体并到达分离目的。待检抗原同时结合捕获抗体和放射性标记抗体，且放射性强度与待检抗原含量成正比。双抗体夹心放射免疫分析也属于非竞争性免疫分析，捕获抗体和标记抗体均为过量，采用系列已知浓度标准品溶液进行反应，可以获得一条正向标准曲线或数学函数关系，如将待测标本进行同样操作，测定放射性强度经标准曲线或数学函数则可获得未知标本中的抗原浓度。

　　与直接法免疫放射分析相比，双抗体夹心法具有分离操作简单的优点，适合众多蛋白质或多肽抗原测定，特别是 1975 年杂交瘤制备单克隆抗体技术的问世，使得抗体制备成本显著下降，并确保为双抗体夹心分析模式抗体匹配创造条件，双抗体夹心免疫放射分析被广泛推广使用，而直接法免疫放射分析逐渐消失。同时，实践证明由 Addison 创建的双抗体夹心模式，是一个比较优秀的标记免疫分析方式，此方式被随后所建立的酶免疫分析、发光免疫分析等标记免疫分析方法继承并发展。

　　双抗体夹心免疫放射分析的主要试剂包括放射性核素标记抗体溶液、预包被抗体的试管、系列标准品抗原和洗涤缓冲液等，标准品用于绘制标准曲线或建立数学函数关系，洗涤缓冲液用于分离过程去除未结合的游离标记抗体。免疫放射分析的操作流程包括：①试剂和标本准备；②待检抗原与捕获抗体结合；③标记抗体与待检抗原结合、洗涤分离和放射性测定；④数据处理绘制标准曲线和标本浓度计算等。分离过程和数据处理与放射免疫分析不同。

二、固相分离技术

　　与放射免疫分析不同，免疫放射分析采用固相吸附分离方法。首先，采用塑料（聚苯乙烯）试管作为固相吸附材料和反应容器，将捕获抗体与固相材料连接形成固相抗体，此过程称为包被，同时需要用牛血清白蛋白封闭空白位点，此过程称为封闭。其次，在测定过程中，分布于液相中待检抗原，与固相材料表面的捕获抗体结合，并通过结合放射性核素标记抗体于固相材料表面形成"捕获抗体—待检抗原—标记抗体"双抗体夹心复合物，而未参加反应的血清蛋白和过剩的游离标记抗体均分布于液相中。再次，倾倒去除液相溶液，用洗涤缓冲溶液洗涤固相所在试管，便彻底去除未参加反应的标记抗体；试管内壁表面只保留"捕获抗体—待检抗原—标记抗体"复合物，测定其放射性强度即反映结合标记物的含量，并与待测抗原含量成正比。

　　固相吸附分离法具有操作简便、节省时间、无离心步骤以及非特异结合低等优点。但需要指出的是，固相吸附分离技术的重点不是分离过程，而是固相吸附（或包被）过程。抗体包被是指在不损伤捕获抗体生物活性的基础上，使抗体分子均匀涂布于固相材料表面。抗体包被是一个复杂的过程，由试剂制造商完成。简单的抗体包被方式采用物理吸附法，即用 pH 9.6 的碳酸盐缓冲液将预包被抗体稀释到一定浓度（3~10 μg/mL），加入待包被的小试管中 22~25 ℃过夜；弃包被缓冲液并洗涤去掉结合不牢固抗体，再加入 1% 牛血清白蛋白溶液，以高浓度蛋白封闭未结合抗体的空白位点，防止在以后反应中发生非特异性吸附。经上述处理的塑料试管经真空干燥后保存备用。固相吸附法的分离过程较为简单，反应结束后倾倒液体（液体收集在专用容器内）并控干试管，加入适量洗液，静置片刻倒掉，如此反复 3~5 次控干。酶联免疫吸附试验和多数发光免疫试验均继承固相吸附分离方法，只是所用的固相材料的性质和外形的改进。

三、数据处理

免疫放射分析所用的捕获抗体和标记抗体均过量，待测抗原含量与固相材料表面双抗体夹心复合物的总量成正比。分别测定标准品溶液反应管（结合标记物部分）的放射性强度，并以放射性计数为纵坐标（Y轴），以标准品抗原浓度为横坐标（X轴），可绘制标准曲线，此曲线为正向曲线。需要说明的是，在实际工作中，通过不同的数学模型经计算机处理，可获得不同的剂量—反应曲线。由于试验系统不同，各种数据处理方法的拟合程度不同，但不论何种方式，均应以获得较好的相关系数（绝对值接近 1）为标准。

四、放射免疫分析与免疫放射分析比较

放射免疫分析与免疫放射分析是放射免疫技术中的两种重要类型，分别是竞争性分析和非竞争性分析的典型案例，分析理解两者特点对于掌握酶免疫分析、发光免疫分析中相似的分析模式具有重要意义。

此外，在放射免疫分析中，标记抗原、待测抗原和特异性抗体均处于液相中，抗原和抗体分子处于天然构象状态，能确保抗原和抗体的生物活性，标记抗原和特异性抗体具有较高的利用效率。同时，液相中的抗原和抗体分子呈现布朗运动，相遇并特异性结合的概率较高，在分子数相同的情况下，液相中的抗原—抗体更容易达到平衡。相反，在免疫放射分析中，由于采用固相吸附分离方式，捕获抗体分子被均匀涂布于固相载体表面，其分子构象不再是液相中的天然构象，而且也不是所有捕获抗体都具有结合抗原的原有活性。同时，固相表面的抗体分子处于相对静止状态，而待检抗原和标记抗原于液相中，它们之间相互反应不同于液相中的反应规律，需通过震荡才能促进液相中抗原分子与固相表面捕获抗体的结合。上述这些特征，同样出现在采用固相吸附分离技术的酶联免疫吸附试验中，而采用纳米微粒作为固相载体的发光免疫技术中，则部分克服了上述缺陷。

（樊　冰）

第四节　放射免疫技术的影响因素和临床应用

在放射免疫技术中被测物质浓度是根据标准曲线计算得来的。标准曲线的精确度直接影响测定结果的精确度。欲获得准确测定结果，不仅需要高质量的检测试剂，同时也需要尽可能地从试验过程中把关，需要严格和精确的操作。

一、影响因素

（一）检测试剂

1. 标准品

标准品溶液是分析试剂盒的重要组分，也是未知抗原定量分析的基础，标准品的质量直接影响放射免疫技术的测定结果。要求标准品生物活性和免疫反应性要与被测物质保持一致，两者最好取自同源系统，稳定性好，容易保存；标准品中不能含交叉反应物质和干扰免疫反应的物质；标准品的赋值具有溯源性，应准确并与国际标准品一致。同时，为最大限度

地减少基质效应，用于配制标准品的基质需尽量与待测标本一致。如待测标本是血浆或血清，用于配制标准品的基质需要模拟血清的基质溶液。

2. 抗体

所有免疫分析基于抗原抗体结合，分析体系中所用抗体品质优劣直接影响标准曲线的建立，单克隆抗体需保证较好的亲和力，多克隆抗体需保证较好的特异性，如单株单克隆抗体的亲和力不能满足要求时，可以考虑同时使用多株单克隆抗体。同时，抗体效价也是评价抗体质量的关键指标。对于放射免疫分析，抗体为限量，需根据检测范围确定抗体最佳浓度；同样针对免疫放射分析，捕获抗体和标记抗体虽为过量，但也需要通过棋盘滴定确定最佳用量。

3. 标记物

无论标记抗原，还是标记抗体，较高放射性比活度的标记物是确保较高分析敏感度的基础，特别是在放射免疫分析中，标记抗原的放射性比活度越高，所需标记抗原的分子数越少，分析敏感度就越高。此外，标记物的保存也至关重要，防止脱碘影响标记物的放射化学纯度。

（二）操作过程

操作人员上岗前要经过基础理论和基本操作技术培训，包括通过加样一致性考核，加样误差要小于 2%，要严格按照试剂盒的说明书及其实验室环境条件及工作经验积累编写的标准操作程序（SOP）进行操作。加样时，加样体积要尽量精准，微量加样器需要定期校准。同时，为减少误差，加标准品与加标本时要使用同一个加样器，要避免加标记抗原和抗血清时通过管壁及吸管尖的黏附而相互污染。

（三）测量仪器

在进行测量时，要使用效率高、本底低、稳定性好的放射性测量仪器，并要采用足够的测量时间。测量仪器需经常维护和保养。带测定的试管上部内壁应干燥，以防探头污染。选择探测器最佳工作条件可以获得较理想的标准曲线，从而获得可靠的测量结果。

（四）曲线拟合

曲线拟合是对标准品数据通过数学模型处理获得理想函数关系。相关系数 r 可作为评价拟合精度的指标，r 越趋于 1，拟合精度就越高，要求 r 大于 0.99。此外，也可通过拟合百分比偏差（DEV%）判断每一标准品点的偏离情况，一般要求 DEV% 小于 10%。百分比偏差是将各标准管的实测反应变量代入拟合方程，求得各标准点的反应剂量的结果与实际反应剂量值（Xi）的百分比。需强调的是，对曲线的拟合不能改变函数本质。在标准品给定的区间范围内，标准曲线拟合不能向外延伸，且每次测定都必须使用本次标准曲线。

二、临床应用

放射免疫分析技术是三大经典标记免疫技术之一。20 世纪 70~80 年代，放射免疫技术曾广泛用于临床医学实验室，测定对象包括各种激素（甲状腺激素和性腺激素）、多种病毒（如乙型肝炎病毒）的抗原或抗体、肿瘤标志物（如甲胎蛋白、癌胚抗原等）、血液药物（地高辛、吗啡）浓度等。但是，由于放射免疫分析技术存在试剂半衰期短、放射性废物难以处理等缺点，同时，也是由于一些新兴非放射性标记免疫分析技术的成熟和推广应用，放射免疫技术已逐渐被酶免疫分析和发光免疫分析所取代，目前只有少数医疗机构仍保留放射免疫实验室，用于开展一些特殊的检测项目。

（张彦鹏）

参考文献

［1］ 丛玉隆，尹一兵，陈瑜．检验医学高级教程［M］．北京：中华医学电子音像出版社，2016.

［2］ 许文荣，林东红．临床基础检验学技术［M］．北京：人民卫生出版社，2015.

［3］ 张时民，王庚．血象——外周血细胞图谱［M］．北京：人民卫生出版社，2016.

［4］ 夏薇，岳保红．临床血液学检验［M］．武汉：华中科技出版社，2014.

［5］ 尚红，王毓三，申子瑜．全国临床检验操作规程［M］．4版．北京：人民卫生出版社，2015.

［6］ 于振若，于文彬，苏明权，等．尿液沉渣临床检验图谱［M］．郑州：河南科学技术出版社，2017.

［7］ 顾兵，郑立恒，孙懿．临床体液检验图谱与案例［M］．北京：人民卫生出版社，2016.

［8］ 夏薇，陈婷梅．临床血液学检验技术［M］．北京：人民卫生出版社，2015.

［9］ 中华医学会血液学分会血栓与止血组．血管性血友病诊断与治疗中国专家共识（2012年版）［J］．中华血液学杂志，2012，33（11）：980-981.

［10］ 徐克前．临床生物化学检验［M］．北京：人民卫生出版社，2014.

［11］ 王永伦，闵迅．临床细胞形态学教学图谱［M］．北京：科学出版社，2017.

［12］ 温旺荣，周华友．临床分子诊断学［M］．广州：广东科技出版社，2015.

［13］ 尹一兵，倪培华．临床生物化学检验技术［M］．北京：人民卫生出版社，2015.

［14］ 郑芳，陈昌杰．临床分子诊断学［M］．武汉：华中科技大学出版社，2014.

［15］ 李金明，刘辉．临床免疫学检验技术［M］．北京：人民卫生出版社，2015.

［16］ 刘运德，楼永良．临床微生物学检验技术［M］．北京：人民卫生出版社，2015.

［17］ 全国卫生专业技术资格考试专家委员会．全国卫生专业技术资格考试指导——临床医学检验与技术［M］．北京：人民卫生出版社，2013.

［18］ 顾兵，马萍．临床微生物检验图谱与案例［M］．北京：人民卫生出版社，2016.

［19］ 周庭银，倪语星，胡继红，等．临床微生物检验标准化操作［M］．上海：上海科学技术出版社，2015.

［20］ 王治国．临床检验质量控制技术［M］．北京：人民卫生出版社，2014.